吃音の生起に関わる心理言語学的要因に関する研究

——音韻的側面を中心に——

松 本 幸 代 著

風 間 書 房

目　　次

第1章　序論 …………………………………………………………… 1
　第1節　はじめに ………………………………………………………… 1
　第2節　本論文の目的 …………………………………………………… 2
　第3節　本論文の構成 …………………………………………………… 7

第2章　語頭音節の頭子音から核母音への移行 …………………… 9

第3章　語頭音節の核母音から後続する分節素への移行 ……… 19
　第1節　移行の有無に着目した検討 ………………………………… 19
　第2節　移行の種類に着目した検討 ………………………………… 33
　第3節　吃音の家族歴の有無に着目した検討 ……………………… 48

第4章　2音節目以降における分節素間の移行 ………………… 55
　第1節　2音節目に着目した検討 …………………………………… 55
　第2節　3, 4音節目に着目した検討 ………………………………… 64

第5章　総合考察 ……………………………………………………… 77
　第1節　日本語の吃音における分節素間移行についての仮説の提案 …… 77
　第2節　本論文で提案した仮説の臨床への応用可能性 ……………… 83

第6章　本論文の要約 ………………………………………………… 87

文献 ………………………………………………………………………… 91
初出一覧 ………………………………………………………………… 101
あとがき ………………………………………………………………… 103

第1章　序　論

第1節　はじめに

　吃音は，話しことばの流れが，音・音節の繰り返しや引き伸ばし，ブロックによって妨げられる現象として知られている。吃音の多くは生後20～48か月の幼児期に発生し，発症率は5％，有病率は1％であるといわれている（Yairi & Ambrose, 2005）。両者の差の4％は吃音が自然治癒した人の割合を示している（Ambrose, Cox, & Yairi, 1997）。自然治癒とは特別な指導を行わなくても吃音が自然に消失する現象をいう（Yairi & Ambrose, 2005）。Yairi and Ambrose (2005) によれば，吃音の自然治癒は発症後数か月から3年の間に起こることが多く，女児のほうで男児よりも自然治癒することが多いという。学齢期にある吃音のある子ども（以下，吃音児と記す）の男女比は3：1～6：1であると報告されている（Bloodstein, 1995）。吃音の原因についてはいくつかの学説が提案されてきたが，まだ完全には解明されていない。また，近年，根拠に基づいた（evidence-based）吃音指導の必要性が指摘され始めているものの（Bothe, 2003; Bothe, Davidow, Bramlett, & Ingham, 2006; Finn, 2003; Ingham, 2003; 菊池, 2012; Langevin & Kully, 2003; Onslow, 2003; Prins & Ingham, 2009; Yairi & Ambrose, 2005），有効な吃音指導の方法もまだ明らかになっていない。

　これまで行われてきた吃音児に対する指導は大きく2つに分けることができる。1つは吃音症状そのものに直接対処しようとする直接的アプローチであり，もう1つは学校や家庭などの環境要因の調節等，吃音に関与していると思われる条件の除去に焦点を当てる間接的アプローチである。欧米では直接的アプローチが積極的に行われている（原, 2005）。米国言語聴覚士協会

(ASHA) の"Guidelines for Practice in Stuttering Treatment"(1995) には吃音指導の目標として吃音頻度を減少させることや，吃音症状を楽な症状へと変えることが明記されており，直接的アプローチが吃音指導の柱となっているようである。

近年，我が国でも吃音児に対して間接的アプローチのみならず，直接的アプローチも行うことの重要性が指摘され始めている（原, 2005; 伊藤, 2007; 見上, 2002, 2005, 2007; 小林, 2011; 前新・磯野・寺尾, 2002; 大橋, 2008; 渡邉・前新・磯野, 2004）。従来，我が国においては，吃音児に話し方を意識させることは吃音症状を悪化させることになるという考え方の影響が強く，その結果，直接的アプローチはほとんど取り入れられてこなかった（伊藤, 2007）。また，小林 (2011) も我が国の学齢期吃音の指導支援においては，吃音の言語症状に対する言語指導は必ずしも十分に行われていないと指摘している。さらに，大橋 (2008) が指摘しているように，日本では吃音の基礎的研究が少なく，得られた知見を臨床へ応用する試みもあまりなされていない。したがって，日本の吃音研究領域においては吃音児の話し方そのものを対象とした指導法の開発につながる基礎的研究が求められている。

第2節　本論文の目的

従来，吃音はさまざまな観点から研究されてきた。そのひとつに心理言語学的な研究があり，吃音児・者の言語処理に焦点を当てている（Bloodstein & Bernstein Ratner, 2008）。吃音児の話し方そのものを対象とした指導法を開発するためには，吃音児の発話における言語処理に視点を当てた研究が不可欠であると思われる。近年，吃音児・者の脳における言語処理の特徴が非吃音児・者とは異なることが指摘され始めており（Brown, Ingham, Ingham, Laird, & Fox, 2005; Fox, Ingham, Ingham, Hirsch, Downs, Martin, Jerabek, Glass, & Lancaster, 1996; 今泉, 2003; 森・蔡・岡崎・岡田, 2013; Salmelin, Schnitzler, Schmitz, & Freund, 2000;

佐藤・森・小泉・皆川・田中・小澤, 2004; 佐藤・森・小泉・皆川・田中・小澤・若葉, 2006), 吃音児・者の言語処理は吃音研究において興味深いテーマになりつつある。

吃音者の言語処理に関する最近の代表的な仮説・理論として, Postma and Kolk (1993), Howell and Au-Yeung (2002) が知られている。Postma and Kolk (1993), Kolk and Postma (1997) は潜在的修正仮説 (Covert Repair Hypothesis: CRH) を提案した。この仮説は吃音を音韻の符号化の遅れの問題としてとらえており, 吃音症状はこの問題に対する適応としての自己修正であるとしている。この修正は構音される前の段階で行われることから, 構音後の修正である顕在的修正 (Overt Repair) に対して, 潜在的修正 (Covert Repair) と呼ばれる。Howell and Au-Yeung (2002), Howell (2002, 2004) は EXPLAN 理論 (EXPLAN theory) を提案している。Howell (2004) は, CRH が産出を知覚と関連づけて考えているのに対して, EXPLAN 理論は産出のシステムを知覚とは独立したものとしてとらえていると述べている。通常の発話では語のプランニングが完了してから構音運動の実行 (execution) が開始されるのに対し, 語の1部分のプランニングしか完了していない時に, 構音運動が開始される場合に吃音が生じると Howell and Au-Yeung (2002), Howell (2002, 2004) は主張している。

Postma and Kolk (1993), Kolk and Postma (1997) の潜在的修正仮説, 及び Howell and Au-Yeung (2002), Howell (2002, 2004) の EXPLAN 理論は, Levelt, Roelofs, and Meyer (1999) の単語産出モデルにおける, 音韻の符号化の段階から構音の段階の間に吃音の問題があることを示唆している。Levelt et al. (1999), ならびに Levelt (1989) は吃音児・者の言語処理を考える際によく用いられる正常な言語処理に関するモデルである。

Levelt et al. (1999) では単語産出の過程を6つの段階 (stage) に分けている。1つ目は語彙概念 (lexical concepts) による概念の準備 (conceptual preparation) の段階であり, 表出すべき語彙概念が指定される。2つ目の語

彙の選択の段階では語彙概念が与えられたレンマ（lemma）をメンタルレキシコン（mental lexicon）から回収する。この段階ではまだ音韻表示が与えられていない。3つ目の段階では形態の符号化が行われ，メンタルレキシコンから語の形態素が回収される。4つ目は音韻の符号化の段階であり，回収された形態素の韻律と分節素に関わる処理が並列して行われる。音節数とアクセントの位置を指定した韻律のテンプレートが作成され，そこに指定された分節素が挿入される。5つ目の音声の符号化の段階では，音声ジェスチャースコア（phonetic gestural score）が指定される。音声ジェスチャースコアとは，語を産出するための構音器官の動きを指定したものである。そして，6つ目の構音の段階に至る。このように音韻の符合化の段階は Levelt et al.（1999）のモデルの4つ目の段階，構音の段階は6つ目の段階に当たる。

　上述の仮説・理論以外にも，吃音児・者の言語処理に視点を当てた研究が近年活発に行われている。Hakim and Bernstein Ratner（2004）は4〜8歳の吃音児と非吃音児に非語の復唱課題を行った。その結果，吃音児は非吃音児よりも成績が低い傾向があったことから，吃音児と非吃音児の音韻の符合化に違いがみられる可能性を指摘している。Sasisekaran and Byrd（2013）は8〜15歳の吃音児においても，非語の復唱課題の成績が非吃音児よりも低い傾向がみられたと述べている。この結果から，学齢期の吃音児は音韻の符号化，もしくは音韻に関わるワーキングメモリに問題を示す可能性が示唆されている。

　Sasisekaran and De Nil（2006），Sasisekaran, De Nil, Smyth, and Johnson（2006）は成人吃音者と非吃音者を対象に音素モニタリング課題（phoneme monitoring task）を実施した。提示された絵画の名称（例：basket）にターゲット音素（例:/b/）があるかどうかを対象者に判断させ，反応時間を測定した。この課題は声を出さずに行うため，構音運動が結果に影響する可能性を排除できると Sasisekaran and De Nil（2006）と Sasisekaran et al.（2006）は考えている。その結果，吃音者は非吃音者に比べて音素のモニタリングが遅かった。

この結果から Sasisekaran らは吃音者における音韻の符合化の遅れを指摘している。

　Melnick, Conture, and Ohde（2003）は 3 歳から 5 歳の吃音児，非吃音児に音韻プライムを用いた呼称課題を行った。両群とも，呼称用の絵を提示する前に，刺激語の語頭の CV もしくは CCV のプライムを聴覚的に示した related prime 条件で，プライムがない条件や，関係のないプライムを提示した条件よりも反応潜時が有意に短くなった。Byrd, Conture, and Ohde（2007）と Byrd, Wolk, and Davis（2007）は Melnick et al.（2003）のデータをさらに分析し，related prime 条件において，非吃音児群では 5 歳児が 3 歳児よりも反応潜時が有意に短かったのに対し，吃音児は年齢による差はみられなかったという。この結果は，吃音児が非吃音児と比べ，5 歳になっても音韻の符号化に関わる処理に未熟さがみられることを示していると Byrd らは指摘している。また，近年，吃音児と非吃音児は音韻の符号化に関わる処理の仕方そのものに違いがみられる可能性も指摘されている（Byrd, Conture, & Ohde, 2007; Anderson & Byrd, 2008）。

　このように，従来の研究から，吃音の問題には言語処理の音韻的な側面が関わっており，特に，音韻の符号化の段階から構音の段階の間に吃音の問題があることが示唆されている。したがって，吃音児の話し方そのものに視点を当てた指導法を開発するためには音韻的側面に視点を当てた研究を行う必要があると思われる。

　従来の音韻的側面に視点を当てた研究は吃音が生じている分節素そのものに吃音の困難さがあると考えているものが多い。これに対して，吃音の困難さは吃音が生じている分節素そのものではなく，次の分節素への移行にあるとする考え方がある。本研究では，後者，すなわち，分節素間の移行に視点を当てる。なお，分節素間移行でも分節素の音声学的特徴を検討した研究に Adams and Reis（1978），氏平（1997, 2000）などがある。

　分節素間の移行に視点を当てた心理言語学的研究の 1 つに Wingate（1988）

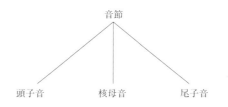

図1　音節構造の基本的なモデル（窪薗, 1998 より改変）

がある。彼は音節構造仮説（syllable structure hypothesis）を提案した。音節は頭子音，核母音，尾子音からなるといわれている（図1）。「本」を例にとると，/h/が頭子音，/o/が核母音，/N/が尾子音に相当する。Wingate（1988）は吃音は頭子音から核母音への移行に困難さがあることによって生じると主張している。彼は核母音の符号化が遅れることにより，頭子音から核母音への移行が困難になると述べている（Wingate, 1988, 2002）。しかしながら，従来の研究では，言語によって音韻の符合化の単位が異なることが指摘されている（Kureta, Fushimi, & Tatsumi, 2006; Verdonschot, Kiyama, Tamaoka, Kinoshita, Heij, & Schiller, 2011）。したがって，言語処理は個別言語によって異なる可能性がある。また，金・伊藤（2004）は吃音の特徴は音節構造など個別言語の音韻論的要因と密接に関連している可能性を示唆している。これらのことから，日本語においては Wingate（1988）が対象とした英語とは困難さを示す移行部分が異なる可能性がある。

　そこで本論文では吃音児の話し方そのものを対象とした指導法を開発するための基礎的研究として，吃音の生起に関わる音韻的要因を Wingate（1988）の音節構造仮説に着目して検討することを目的とする。

第3節　本論文の構成

　本論文の構成は以下の通りである。
　第2章ではWingate（1988）が吃音の生起に影響すると指摘している頭子音から核母音への移行が日本語においても吃音頻度に影響するのかどうかを検討する。語頭音節の頭子音から核母音への移行に着目する。
　第3章では核母音から後続する分節素への移行について検討する。第1節では語頭音節の核母音からの移行の有無が吃音頻度に与える影響について，第2節では語頭音節の核母音からの移行の種類（音節間の移行と音節内の移行）が吃音頻度に与える影響について検討する。
　第3章までは語頭音節に視点を当てた検討である。第4章では2音節目以降における分節素間の移行も吃音頻度に影響するのかどうかについて検討する。第1節では2音節目に着目し，第2節では3，4音節目に着目する。
　第5章は本論文全体の考察である。第1節では第2章から第4章までで得られた知見に基づき，日本語の吃音における分節素間移行についての仮説を提案する。第2節では第1節で提案した仮説の言語臨床への応用可能性について述べる。
　第6章は本論文の要約である。

第 2 章　語頭音節の頭子音から核母音への移行

1. 目的

　初めに，第 2 章では語頭音節の頭子音から核母音への移行に焦点を当てる。序章ですでに述べたように Wingate (1988) は吃音は頭子音から核母音への移行に困難さがあることによって生じると主張している。しかしながら，従来の研究では言語によって音韻の符合化の単位が異なることが指摘されている (Kureta, Fushimi, & Tatsumi, 2006; Verdonschot, Kiyama, Tamaoka, Kinoshita, Heij, & Schiller, 2011)。また，金・伊藤 (2004) は吃音の特徴は音節構造など個別言語の音韻論的要因と密接に関連している可能性を示唆している。

　したがって，日本語においては Wingate (1988) とは困難さを示す移行部分が異なる可能性がある。本章では日本語においても頭子音から核母音への移行が吃音頻度に影響を与えるのかどうかを検討する。図 2 に示したように子音と母音からなる音節（以下，CV からなる音節，例：/ka/）には頭子音から核母

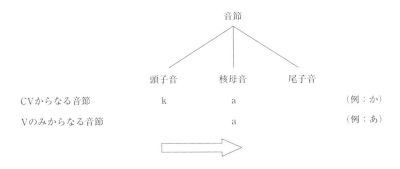

図 2　CV からなる音節と V のみからなる音節

＊矢印は注目する移行部を示す。

音への移行があるが，母音のみからなる音節（以下，Vのみからなる音節，例：/a/）にはない。日本語においても英語と同様に，頭子音から核母音への移行が吃音頻度に影響を与えるならば，CVからなる音節のほうがVのみからなる音節よりも吃音頻度が高くなると考えられる。

そこで本章では，CVからなる音節とVのみからなる音節の吃音頻度に差がみられるかどうかを検討することを目的とする。

2. 方法

2.1 対象児

対象児はことばの教室に通う小学1年生から6年生までの吃音児32名であった。年齢は，7歳3か月から12歳5か月まで（平均年齢9歳11か月）であり，男児27名，女児5名であった。本研究は対象児の保護者から研究の同意を得て行われた。

2.2 刺激語と実験材料

刺激語としてCVからなる単音節刺激15語とVのみからなる単音節刺激5語，計20語を用いた。語頭の分節素は，大橋（1984）が吃音児の自然発話において吃音の一貫性が高かった子音として報告している/n/，/k/，/t/，/h/と，5種類の母音とした。

実験材料として怪獣の絵カードを刺激語数と同様に20枚用いた。怪獣の絵の下に刺激語を平仮名で記載した。

2.3 手続き

従来の吃音研究は音読課題，または自発話など，実験課題として一つの課題のみ用いているものが多い。しかし，音読課題と自発話は異なる言語処理を必要とする（Caplan, 1992），また，吃音頻度は発話課題により差がみられることがある（森山, 1979），といわれている。そこで，本研究では，一つの課題

ではなく，音読課題と呼称課題を実施した。実験は対象児ごとに行った。すべての対象児に対して個別に呼称課題と音読課題を同時に行った。呼称課題から行う対象児と音読課題から行う対象児が半数ずつになるようにした。なお，実験は対象児が通うことばの教室で行われた。

呼称課題では，本課題前に練習用の刺激語を1語（本課題で用いられていないもの：「むー」）用いて練習を行った。練習では初めに，1) 怪獣の絵の下に刺激語（「むー」）が平仮名で記載されている絵カードを提示した。その際，「むー」は怪獣の名前であることを口頭でも実験者が説明した。なお，怪獣の名前「むー」は高低型のアクセントをつけて提示した。次に，2) 怪獣の名前を記憶するように指示した。さらに，3) 白紙のカードで怪獣の絵カード全体をいったん隠した（1～2秒）。その後，4) この白紙のカードで元の絵カードの文字の部分を隠して怪獣の絵の部分のみを提示し，「この怪獣の名前は何だった？」とたずね，刺激語の呼称を促した。なお，本課題では怪獣の名前を実験者が口頭では提示しなかった。練習によって子どもが手順を理解したことを確認してから，本課題を行った。本課題では全ての刺激語に対し，それぞれ1)～4)の手順で，刺激語の呼称を促した。なお，実在語ではない刺激語をできるだけ自発的に産出させるために，この手続きを用いた。この手続きは遅延再生課題に近いと考えられるが，本研究では「呼称課題」という表記を用いる。

音読課題では，初めに練習用の刺激語（「むー」）を用いて課題の練習をした。絵カードを提示し，絵の下の文字は怪獣の名前であると教示し，刺激語の音読を促した。その後，同様の手順で本課題を行った。

呼称，音読課題ともに，慣れの効果を防ぐために，同じ語頭分節素が続かないように刺激語を提示した。それ以外はランダムした一定の順序で提示し，半数の対象児には逆の語順で刺激語を提示した。

反応はDATレコーダー（TCD-D10, SONY）にマイクロホン（ECM-959DT, SONY）を用いて，録音した。

2.4 分析方法

　本研究においては，音・音節の繰り返し，引き伸ばし，ブロックを吃音症状とした。吃音症状の有無は対象児が刺激語を産出した際の音声の反応と表情から判断した。引き伸ばしに関しては刺激語の子音部か母音部が異常に引き伸ばされていると判断した場合とした。ブロックに関しては特に課題時の対象児の表情も手がかりとした。課題実施時に，実験者である筆者が吃音の同定も行った。

　なお，吃音が生じた後に言い直して流暢に刺激語を産出するなど，1つの刺激語に対して複数回反応がみられた場合，一度でも吃音と判断される反応があれば，吃音ありと評価した。また，怪獣の名前を別の怪獣名に誤って産出する反応がみられた場合は，もう一度刺激語を提示し，刺激語通りの反応を分析の対象とした。

　吃音頻度は以下のように算出した。

$$吃音頻度（\%）=\frac{吃音の生起した刺激語数}{総刺激語数}\times 100$$

　実験者である筆者と，もう1名の大学院生との評価者間の一致度は94.8%であった。一致度は，Sander Agreement Index（Sander, 1961）に基づき，以下のように算出した。

$$一致度（\%）=\frac{一致した反応}{一致した反応＋不一致の反応}\times 100$$

3. 結果

　図3は呼称課題におけるCVからなる音節とVのみからなる音節の平均吃音頻度を示したものである。横軸は音節の種類，縦軸は平均吃音頻度を示している。CVからなる音節の吃音頻度は5.42%（SD = 15.83），Vのみからなる音節の吃音頻度は5.63%（SD = 15.44）であった。数値に角変換を施して，分散分析を行った結果，CVからなる音節とVのみからなる音節の平均吃音

頻度に有意差はみられなかった（$F(1, 31) = 0.09, p > .10$）。

　図4は呼称課題におけるCVからなる音節とVのみからなる音節の個人別吃音頻度を示したものである。横軸は対象児，縦軸は吃音頻度を示している。対象児はCVからなる音節での吃音頻度が高いものから順に配列されている。番号4の対象児はCVからなる音節とVからなる音節の吃音頻度が同じであった。番号2，3，5の対象児は，吃音頻度がCVからなる音節のほうでVのみからなる音節よりも高い傾向があるか，CVからなる音節のみで吃音が生起していた。逆に，番号1，6，7，8の対象児は吃音頻度がVのみからなる音節のほうでCVからなる音節より高い傾向があるか，Vのみからなる音節だけで吃音が生起していた。対象児32名中24名は吃音が生起しなかった。

　図5は音読課題におけるCVからなる音節とVのみからなる音節の平均吃音頻度を示したものである。横軸は音節の種類，縦軸は平均吃音頻度を示している。CVからなる音節の吃音頻度は1.25％（SD = 3.14），Vのみからなる音節の吃音頻度は1.25％（SD = 4.92）であり，吃音頻度に差がみられなかった（$F(1, 31) = 0.29, p > .10$）。

　図6は音読課題におけるCVからなる音節とVのみからなる音節の個人別吃音頻度を示したものである。横軸は対象児，縦軸は吃音頻度を示している。対象児の配列は図4に対応しており，図2と図4の同じ番号は同一の対象児を表している。番号1，8，10，11の対象児は，CVからなる音節のみで吃音が生起していた。番号2の対象児は吃音頻度がVのみからなる音節のほうでCVからなる音節より高い傾向があり，番号9の対象児はVのみからなる音節だけで吃音が生起していた。対象児32名中26名は吃音が生起しなかった。

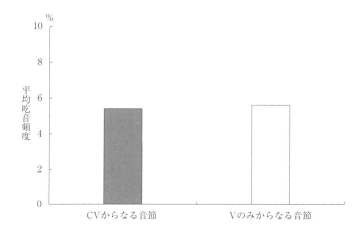

図3　呼称課題におけるCVからなる音節とVのみからなる音節の平均吃音頻度

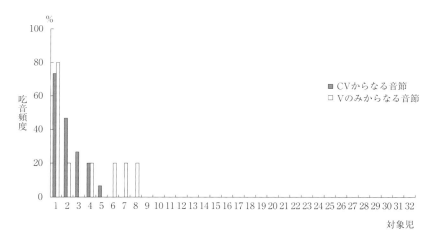

図4　呼称課題におけるCVからなる音節とVのみからなる音節の個人別吃音頻度

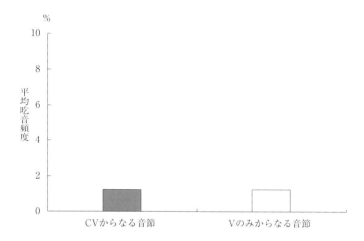

図5　音読課題におけるCVからなる音節とVのみからなる音節の平均吃音頻度

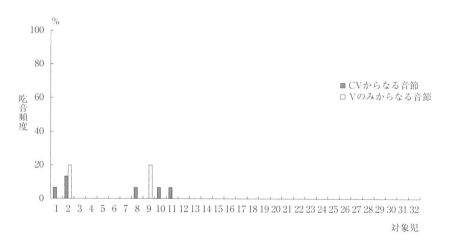

図6　音読課題におけるCVからなる音節とVのみからなる音節の個人別吃音頻度

4. 考察

　Wingate（1988）は英語のデータに基づき，吃音は頭子音から核母音への移行に困難さがあることによって生じるという音節構造仮説を提案した。本章ではこの仮説が日本語においても当てはまるかどうかを検討した。日本語においても頭子音から核母音への移行が吃音頻度に影響を与えるならば，この部分の移行があるCVからなる音節（例：/ka/）のほうで移行のないVのみからなる音節（例：/a/）よりも吃音頻度が高くなると考えられる。

　本章の結果，呼称課題においても，音読課題においても，頭子音から核母音への移行のあるCVからなる音節と，移行のないVのみからなる音節の吃音頻度に差がみられないことが明らかになった。この結果から，発話課題の違いにかかわらず，日本語においては頭子音から核母音への移行は吃音頻度に影響を与えないことが示唆された。日本語においては英語とは異なり分節素間移行が吃音の生起に影響しない可能性，もしくは，吃音頻度に影響を与える移行部分は個別言語により異なる可能性が示唆される。

　金・伊藤（2004）は日本語を母語とする学齢期にある吃音児の自然発話において，子音で始まる語と母音で始まる語における吃音頻度が異なるのかどうかを検討している。その結果，子音で始まる語と母音で始まる語の吃音頻度に有意差はみられなかった。一方，英語では子音で始まる語のほうで吃音が生起しやすいことが多くの研究で報告されている（Brown, 1945; Silverman & Williams, 1967; Taylor, 1966; Williams, Silverman, & Kools, 1969）。日本語と英語で違いがみられる理由の一つとして，頭子音から核母音への移行が吃音頻度に影響を及ぼすかどうかの違いが考えられる。つまり，英語では頭子音から核母音への移行に困難さがあるため（Wingate, 1988），その部分の移行のある子音で始まる語で吃音が生起しやすいのに対し，日本語では頭子音から核母音への移行に困難さはないため，子音で始まる語と母音で始まる語における吃音頻度に有意差がみられないという解釈が可能である。

個人別の分析において，吃音が生起した対象児よりも吃音が生起しなかった対象児のほうが多かった。これは本章で用いた刺激語に日本語において吃音頻度に影響する移行がなかったためだという可能性がある。一方，吃音が生起した対象児においては，CV からなる音節と V のみからなる音節の吃音頻度が同じ対象児は 1 名だけであり，CV からなる音節の吃音頻度が高い傾向のある対象児，反対に V のみからなる音節の吃音頻度が高い傾向のある対象児が存在した。どちらか一方の音節で吃音頻度の高い傾向のある対象児が存在した理由として，次のことなどが考えられる。例えば，CV からなる音節の吃音頻度が高い傾向がある対象児は語頭の子音の産出に困難をもつ吃音児であり，V のみからなる音節で吃音頻度が高い傾向のある対象児は語頭の母音の産出に困難をもつ吃音児であった可能性などが考えられる。

　また，吃音頻度が呼称課題よりも音読課題で低い傾向があった。吃音頻度は発話課題により差が出ることがあるといわれている（森山, 1979）。本章の結果から吃音児は個人差はあると思われるが，少なくとも 1 音節 1 モーラ語においては，呼称よりも音読における産出のほうが容易である可能性が示唆される。その理由として，文字を介したほうが音韻の符号化が容易であることなどが考えられる。

5．まとめ

　本章では，Wingate (1988) が指摘している頭子音から核母音への移行が日本語においても吃音頻度に影響するのかどうかを検討した。その結果，語頭音節の頭子音から核母音への移行のある音節（例：/ka/）とない音節（例：/a/）の吃音頻度に有意差がみられなかった。この結果から，日本語では英語とは異なり，頭子音から核母音への移行は吃音頻度に影響を与えないことが示唆された。

第3章 語頭音節の核母音から
後続する分節素への移行

第1節 移行の有無に着目した検討

1. 目的

　第2章では語頭音節の頭子音から核母音への移行と吃音頻度との関係について検討した。第3章では語頭音節の核母音から後続する分節素への移行と吃音頻度との関係について検討する。

　第2章から英語とは異なり，日本語においては頭子音から核母音への移行は吃音頻度に影響を与えない可能性が示唆された。本節では，まず，日本語において核母音から後続する分節素への移行が吃音頻度に影響を与えるかどうかを検討する。

　日本語における音節には軽音節と重音節があり，軽音節は1モーラからなる音節（例：「か」），重音節は2モーラからなる音節（例：「かー」，「かん」）であるといわれている（窪薗, 1998, 1999）。図7に示したように単音節のみを産出した場合，「かー」や「かん」のような重音節には語頭音節の核母音から後続する分節素への移行があるが，「か」のような軽音節にはない。日本語において語頭音節の核母音から後続する分節素への移行が吃音の生起に影響を与えるならば，核母音からの移行の有無により吃音頻度に差がみられると考えられる。

　そこで本節では語頭音節の核母音からの移行のある重音節と，移行のない軽音節で吃音頻度に差がみられるかどうかを検討することを目的とする。

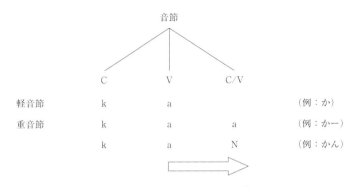

図7 軽音節と重音節の音節構造

*矢印は注目する移行部を示す。

2. 方法

2.1 対象児

対象児はことばの教室に通う小学1年生から6年生までの吃音児30名であった。年齢は7歳4か月から12歳5か月まで（平均年齢10歳0か月）であり，男児25名，女児5名であった。本研究は対象児の保護者から研究への協力の同意を得て行われた。

2.2 刺激語と実験材料

表1は刺激語を示したものである。軽音節の刺激語20語と重音節の刺激語40語，計60語を用いた。重音節の刺激語は，長母音を含む音節（(C)VV）と撥音で終わる音節（(C)VC）の2種類とし，それぞれ20語ずつとした。語頭の分節素は，大橋（1984）が吃音児の自然発話において吃音の一貫性が高かった子音と報告している/n/, /k/, /t/, /h/と5種類の母音とした。

実験材料として怪獣の絵カードを刺激語数と同様に60枚用いた。怪獣の絵の下に刺激語を平仮名で記載した。

表1　刺激語

軽音節 (C)V	重音節	
	長母音 (C)VV	撥音 (C)VC
な	なー	なん
ぬ	ぬー	ぬん
ね	ねー	ねん
の	のー	のん
か	かー	かん
き	きー	きん
く	くー	くん
け	けー	けん
こ	こー	こん
た	たー	たん
て	てー	てん
と	とー	とん
は	はー	はん
へ	へー	へん
ほ	ほー	ほん
あ	あー	あん
い	いー	いん
う	うー	うん
え	えー	えん
お	おー	おん

2.3　手続き

　実験は対象児ごとに行った。すべての対象児に対して，個別に呼称課題と音読課題を同時に行った。呼称課題から行う対象児と，音読課題から行う対象児が半数ずつになるようにした。

　呼称課題では，本課題前に長母音を含む刺激語を1語（本課題で用いられていないもの：「むー」）用いて練習課題を行った。練習課題では初めに，怪獣の絵と怪獣の名前が平仮名で記載されている絵カードを提示した。その際，「むー」は怪獣の名前であることを口頭でも実験者が説明した。なお，怪獣の名前「むー」は高低型のアクセントをつけて提示した。そして，名前を記憶

するよう指示した。次に，白紙のカードで怪獣の絵カード全体をいったん隠した（1～2秒）。その後，この白紙のカードで元の絵カードの文字の部分のみを隠し，「この怪獣の名前は何だった？」とたずね，名前の呼称を促した。練習課題によって子どもが手順を理解したことを確認してから，本課題を行った。練習課題と本課題の違いは，本課題では怪獣の名前を実験者が口頭で提示しないことであり，その他の手順は練習課題と同様であった。

音読課題では，初めに，刺激語（「むー」）を用いて課題の練習をした。絵カードを提示し，絵の下の文字は怪獣の名前であると教示し，刺激語の音読を促した。その後，同様の手順で本課題を実施した。

慣れの効果を防ぐために，同じ語頭音節と語頭分節素が続かないように刺激語を提示した。それ以外はランダムとし，半数の対象児には逆の語順で刺激語を提示した。

反応は DAT レコーダー（TCD-D10, SONY）にマイクロホン（ECM-959DT, SONY）を用いて録音した。

2.4 分析方法

本研究においては，音・音節の繰り返し，引き伸ばし，ブロックを吃音症状とした。吃音症状の有無は対象児が刺激語を産出した際の音声の反応と表情から判断した。引き伸ばしに関しては刺激語の子音部，母音部が異常に引き伸ばされていると判断した場合とした。長母音を含む音節においては子音部か母音部が異常に長く引き伸ばされていると判断した場合とした。ブロックに関しては特に課題時の対象児の表情を手がかりとした。課題実施時に，実験者である筆者が吃音の同定も行った。

なお，1つの刺激語に対して複数回反応がみられた場合，一度でも吃音と判断される反応があれば，吃音ありと評価した。また，怪獣の名前を別の怪獣名に誤って産出する反応があった場合は，もう一度刺激語を提示し，刺激語通りの反応を分析の対象とした。

吃音頻度は以下のように算出した．

$$吃音頻度（％）=\frac{吃音の生起した刺激語数}{総刺激語数}\times 100$$

実験者である筆者と，もう1名の大学院生との評定者間の一致度は95.2%であった．一致度は，Sander Agreement Index（Sander, 1961）に基づき，以下のように産出した．

$$一致度（％）=\frac{一致した反応}{一致した反応＋不一致の反応}\times 100$$

3．結果

　図8は単音節呼称課題における軽音節と重音節の平均吃音頻度を示したものである．横軸は音節の種類，縦軸は平均吃音頻度を示している．平均吃音頻度は軽音節が5.83%（SD＝15.65），重音節が10.75%（SD＝18.27）であった．数値に角変換を施して，分散分析を行った結果，平均吃音頻度は軽音節のほうが重音節より有意に低かった（$F(1, 29) = 17.49, p < .01$）．

　図9は単音節呼称課題における軽音節と重音節の個人別吃音頻度を示したものである．横軸は対象児，縦軸は吃音頻度を示している．対象児は軽音節での吃音頻度が高い者から順に配列されている．吃音頻度が軽音節のほうで重音節よりも低い傾向がある対象児，もしくは重音節のみで吃音が生起した対象児は18名であり，呼称課題で吃音が生起した21名の対象児の大部分を占めていた．吃音頻度が重音節のほうで軽音節より低い傾向にある対象児は存在しなかった．

　図10は単音節呼称課題における2種類の重音節間の平均吃音頻度を示したものである．横軸は音節の種類，縦軸は平均吃音頻度を示している．平均吃音頻度は長母音を含む音節が8.17%（SD＝16.53），撥音で終わる音節が13.33%（SD＝21.10）であった．数値に角変換を施して，分散分析を行った結果，平均吃音頻度は長母音を含む音節のほうが撥音で終わる音節より有意に低

かった（$F(1, 29) = 7.08, p < .05$）。

　図11は単音節呼称課題における2種類の重音節間の個人別吃音頻度を示したものである。横軸は対象児，縦軸は吃音頻度を示している。対象児の配列は図9に対応している。撥音で終わる音節のほうで吃音頻度が高い傾向のある対象児や，撥音で終わる音節のみで吃音が生起した対象児が多く，長母音を含む音節のほうで吃音頻度が高い傾向のある対象児は1名のみであった（番号20の対象児）。

　図12は単音節音読課題における軽音節と重音節の平均吃音頻度を示したものである。横軸は音節の種類，縦軸は平均吃音頻度を示している。平均吃音頻度は軽音節が1.33％（SD＝3.20），重音節が3.58％（SD＝5.11）であった。数値に角変換を施して，分散分析を行った結果，平均吃音頻度は軽音節のほうが重音節より有意に低かった（$F(1, 29) = 9.36, p < .01$）。

　図13は単音節音読課題における軽音節と重音節の個人別吃音頻度を示したものである。横軸は対象児，縦軸は吃音頻度を示している。対象児の配列は図9に対応している。吃音頻度が軽音節のほうで重音節よりも低い傾向がある対象児，もしくは重音節のみで吃音が生起した対象児は13名であり，音読課題で吃音が生起した17名の対象児の大部分を占めていた。番号8の対象児は軽音節のみで吃音が生起しており，番号30の対象児は吃音頻度が軽音節よりも重音節のほうで低い傾向がみられた。

　図14は単音節音読課題における2種類の重音節間の平均吃音頻度を示したものである。横軸は音節の種類，縦軸は平均吃音頻度を示している。平均吃音頻度は長母音を含む音節が2.00％（SD＝3.62），撥音で終わる音節が5.17％（SD＝7.93）であった。数値に角変換を施して，分散分析を行った結果，平均吃音頻度は撥音で終わる音節より長母音を含む音節のほうで有意に低かった（$F(1, 29) = 6.52, p < .05$）。

　図15は単音節音読課題における2種類の重音節間の個人別吃音頻度を示したものである。横軸は対象児，縦軸は吃音頻度を示している。対象児の配

列は図9に対応している。撥音で終わる音節のほうで吃音頻度が高い傾向のある対象児や，撥音で終わる音節のみで吃音が生起した対象児がほとんどで

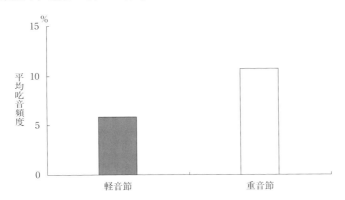

図8　単音節呼称課題における軽音節と重音節の平均吃音頻度

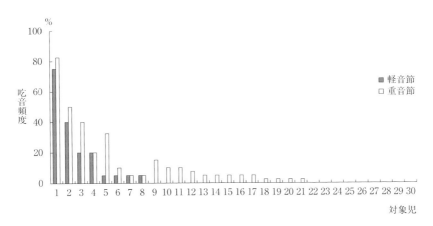

図9　単音節呼称課題における軽音節と重音節の個人別吃音頻度

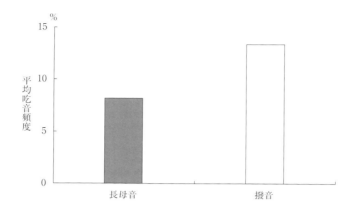

図10　単音節呼称課題における2種類の重音節間の平均吃音頻度

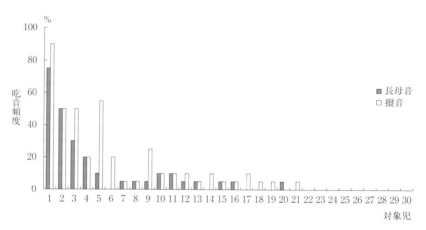

図11　単音節呼称課題における2種類の重音節間の個人別吃音頻度

第3章 語頭音節の核母音から後続する分節素への移行　27

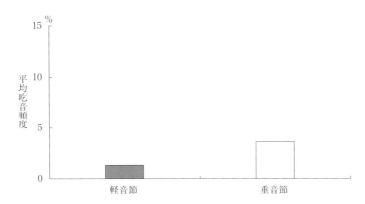

図12　単音節音読課題における軽音節と重音節の平均吃音頻度

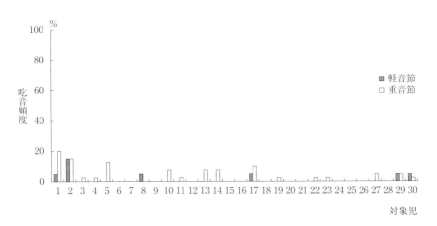

図13　単音節音読課題における軽音節と重音節の個人別吃音頻度

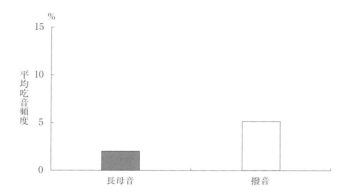

図14　単音節音読課題における2種類の重音節間の平均吃音頻度

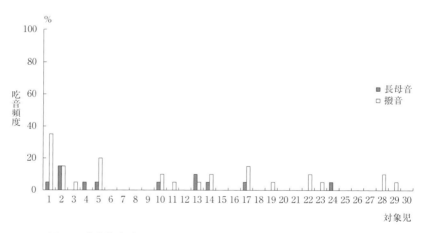

図15　単音節音読課題における2種類の重音節間の個人別吃音頻度

あった。番号13の対象児は長母音を含む音節のほうで吃音頻度が高い傾向があり，番号4，24の対象児は長母音を含む音節のみで吃音が生起していた。

4. 考察

本節の結果，呼称課題においても，音読課題においても，単音節のみを産出した場合は，語頭音節の核母音からの移行のない軽音節のほうで移行のある重音節よりも吃音頻度が有意に低いことが明らかになった。音読課題と自発話は異なる言語処理を必要とするといわれている（Caplan, 1992）。本節の結果から，単音節のみを産出した場合，核母音からの移行のない軽音節は発話課題の違いにかかわらず，産出が容易であると考えられる。したがって，この結果から，日本語の吃音においては核母音から後続する分節素への移行に困難さがあることが示唆される。

また，本節の結果，2種類の重音節を比較した場合，呼称課題においても，音読課題においても，長母音を含む音節（(C)VV）の吃音頻度が撥音で終わる音節（(C)VC）の吃音頻度よりも有意に低かった。上述した移行部分に着目すると，撥音で終わる音節は異なる分節素への移行を必要とする（例：/kaN/）。これに対して，長母音を含む音節は同一の分節素への移行を必要とする（例：/kaa/）。本研究では吃音の問題には音韻の符号化の段階における問題が関わっているのではないかと考えている。同一分節素への移行は異なる分節素への移行よりも音韻の符号化が容易であり，長母音を含む音節で吃音頻度が低くなったと考えられる。

このように長母音を含む音節と撥音で終わる音節の吃音頻度に差がみられたことも，核母音から後続する分節素への移行部分が吃音の生起に関与するという仮説で説明できることが明らかになった。

Wingate (1988) は英語のデータに基づき，吃音は頭子音から核母音への移行に困難さがあることによって生じると主張している。彼は，この頭子音から核母音の間をフォールトライン (fault line) と名づけている。本節の結果か

ら,日本語の吃音で困難さのある移行部分は英語とは異なる可能性が示唆される。その理由として音節構造の違いが考えられる。図 16 は日本語（窪薗,1998）と英語（Selkirk, 1982）の音節構造モデルを示したものである。この図から日本語は頭子音と核母音がモーラを構成しており,頭子音と核母音の結びつきが強い言語であることがわかる。Kureta, Fushimi, and Tatsumi（2006）も日本語において頭子音は核母音と結びついて処理の単位として機能すると述べている。一方,英語では核母音と尾子音がライムを構成しており,核母音と尾子音の結びつきが強い言語であることがわかる。それを示すものとし

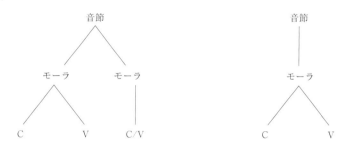

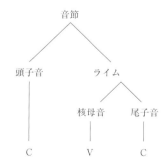

図 16　日本語の音節構造モデル（窪薗, 1998 より改変）と
　　　英語（Selkirk, 1982 より改変）の音節構造モデル

C：子音，V：母音

て，吃音の繰り返しの単位においても日本語と英語では異なる結果が得られている。日本語が (C)V（核母音まで）を単位とする繰り返しが多いのに対し，英語は頭子音のみの繰り返しが多いと報告されている（Ujihira & Kubozono, 1994）。このような繰り返しの単位の違いは上述した音節構造の違いを反映していると考えられている（Ujihira & Kubozono, 1994）。日本語と英語の音節構造の違いが吃音の生起に影響を与える移行部分に言語間の違いをもたらしたと考えられる。つまり，音節構造において結びつきの弱い分節素間の移行が困難であることによって吃音が生じる可能性が示唆される。氏平（2000）も，英語と日本語の音節構造の違いから，日本語のフォールトライン（fault line）は2つのモーラの間（本節でいう核母音と後続する分節素との間）に置かれる可能性を指摘している。

なお，本課題の前に行った練習課題では長母音を含む刺激語を1語（「むー」）のみ用い，文字提示に加えて，高低型のアクセントをつけて口頭でも提示した。本課題では刺激語を文字のみで提示した。対象児30名中25名は高低型のアクセントをつけていたが，5名はアクセントをつけていなかった。アクセントをつけていた25名とアクセントをつけていなかった5名の吃音頻度に著しい違いはみられなかった。

窪薗（1998）は1語文しか産出できないような幼い子どもの発話は，重音節で始まる語が多いと述べている（例：ワンワン，マンマ）。このことから，重音節そのものの産出が容易であると考えられる。しかし，単音節の場合は吃音頻度が軽音節のほうで低いという本研究の結果をふまえると，幼児語はワンワンのように重音節を繰り返す形式，すなわちフットを形成する形式であることや，マンマのように重音節のあとに軽音節が1つ付いた形式であることが産出を容易にしていると考えられる。

個人別の分析の結果，吃音頻度が重音節よりも軽音節のほうで低い傾向がある対象児，もしくは重音節のみで吃音が生起した対象児が多かったが，吃音頻度が軽音節よりも重音節で低い傾向がある対象児も存在した。この対象

児には核母音からの移行の説明が当てはまらないと考えられる。この結果から，核母音からの移行以外の要因の影響のほうが大きい対象児が存在する可能性がある。

また，本節の結果，吃音頻度が呼称課題よりも音読課題のほうで低い傾向があった。したがって，吃音児は個人差はあると思われるが，少なくとも1音節語においては，呼称よりも音読における産出のほうが容易である可能性が示唆される。

なお，本節では，吃音症状ごとの検討は行っていないが，吃音頻度の高かった5名（図9の番号1～5の対象児）について検討すると，4名（番号1，2，4，5の対象児）はブロックの症状が最も多く，ついで音・音節の繰り返しの症状が多い傾向がみられた。番号3の対象児は，音・音節の繰り返しが最も多い傾向があった。

5. まとめ

本節は，語頭音節の核母音から後続する分節素への移行が吃音頻度に影響を及ぼすのかどうかを検討することを目的とした。その結果，以下の知見を得た。

1) 吃音頻度は核母音からの移行のない軽音節（例：/ka/）のほうが移行のある重音節（例：/kaN/）よりも有意に低かった。
2) 核母音からの移行が同一分節素への移行（例：/kaa/）のほうで異なる分節素への移行（例：/kaN/）よりも吃音頻度が有意に低かった。

これらの結果から，日本語の吃音においては，核母音から後続する分節素への移行に困難さがあることが示唆された。

第2節　移行の種類に着目した検討

1. 目的

　本章第 1 節の結果から，日本語においては語頭音節の核母音から後続する分節素への移行の有無が吃音頻度に影響を与えることが明らかになった。しかしながら，この部分の移行がある場合も，移行の種類により吃音児の産出の困難さに差がみられる可能性がある。本節では移行の種類の 1 つとして，移行部分が音節境界を超える場合（音節間の移行）と，超えない場合（音節内の移行）を取り上げる。図 17 に示したように軽音節で始まる非語（例：/ka.bu.moN/，/./は音節境界を示す（窪薗, 1998））は語頭音節の核母音（/a/）から第二音節の第一分節素（/b/）への移行を必要とする。一方，重音節で始まる非語（例：/kaN.bu.mo/）は，語頭音節の核母音（/a/）から同じ音節の後続する分節素（/N/）への移行を必要とする。つまり，軽音節で始まる非語の場合は音節間の移行，重音節で始まる非語の場合は音節内の移行である。また，音節内の移行である重音節で始まる非語には，二重母音を含む音節（例：/kai.bu.mo/），長母音を含む音節（例：/kaa.bu.mo/），撥音で終わる音節（例：/kaN.bu.mo/），促音で終わる音節（例：/kab.bu.mo/）の 4 種類がある（窪薗, 1999）。重音節に二重母音を含めるかどうかは研究者間で意見がわかれるが，本節では窪薗（1999）の分類に従う。

　そこで本節では，1)音節間の移行である軽音節で始まる非語と，音節内の移行である重音節で始まる非語の吃音頻度に差があるのかどうか，2)音節内の移行である 4 種類の重音節間で吃音頻度に差があるのかどうか，を明らかにすることを目的とする。

軽音節で始まる非語

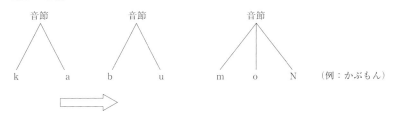

重音節で始まる非語

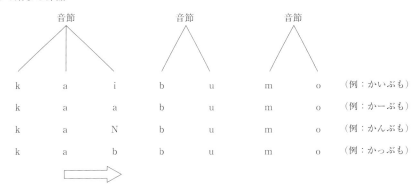

図 17　軽音節で始まる非語と重音節で始まる非語
＊矢印は注目する移行部を示す。

2．方法

2.1　呼称課題

2.1.1　対象児

　対象児はことばの教室に通う小学1年生から6年生までの吃音児48名（男41名，女7名）であった。対象児の内訳は，1年生3名，2年生17名，3年生10名，4年生9名，5年4名，6年生5名であった。本研究は対象児の保護者から研究への協力の同意を得て行われた。

2.1.2 刺激語と実験材料

表2は刺激語を示したものである。語の意味が吃音の生起に影響する可能性を排除するため，また語頭音節以外の条件を統制するために刺激語は非語とし，軽音節で始まる非語8語と重音節で始まる非語16語，計24語を用いた。全刺激語の音節数，モーラ数を3音節4モーラに統制した。語頭の分節素は，大橋（1984）が吃音児の自然発話において吃音の一貫性が高かった分節素と報告している/k/，/a/とした。

実験材料として怪獣の絵カードを用いた。怪獣の絵の下に刺激語を平仮名で記載した絵カードと，刺激語を記載していない怪獣の絵のみのカードを2枚1組とし，24組48枚の絵カードを用いた。

2.1.3 手続き

実験は個別に行った。本課題の前に練習用の刺激語を1語（本課題で用いられていないもの：「ぴっくん」）を用いて練習課題を行った。初めに，怪獣の名前を怪獣の絵の下に記載した絵カードを提示した。絵の下の文字は怪獣の名前であると教示し，名前を記憶させた。なお，怪獣の名前「ぴっくん」は1モーラ目にアクセントをつけて口頭でも実験者が説明した。次に，白紙のカードを提示し時間をおいた後（1～2秒），対応する名前を記載していない絵カードを提示し，「この怪獣の名前は何だった？」とたずね，呼称を促した。練習課題によって子どもが手順を理解したことを確認してから，刺激語の呼称課

表2　刺激語

軽音節で始まる非語		重音節で始まる非語			
		二重母音	長母音	撥音	促音
かぴなん	あぴなん	かいぴな	かーぴな	かんぴな	かっぴな
かぶもん	あぶもん	かいぶも	かーぶも	かんぶも	かっぶも
かとすん	あとすん	あいとす	あーとす	あんとす	あっとす
かだるん	あだるん	あいだる	あーだる	あんだる	あっだる

題を行った。カードは同じ語頭音節が続かないようにした以外はランダムとした一定の順序で提示し，半数の子どもには逆の順序で提示した。

2.1.4 分析方法

本研究においては，音・音節の繰り返し，引き伸ばし，ブロックを吃音症状とした。吃音症状の有無は対象児が刺激語を産出した際の音声の反応と表情から判断した。引き伸ばしに関しては刺激語の子音部，母音部が異常に引き伸ばされていると判断した場合とした。長母音を含む音節においては子音部か母音部が異常に長く引き伸ばされていると判断した場合とした。ブロックに関しては特に課題時の対象児の表情を手がかりとした。

なお，1つの刺激語に対して複数回反応がみられた場合，一度でも吃音と判断される反応があれば，吃音ありと評価した。また，怪獣の名前を別の怪獣名に誤って産出する反応があった場合は，もう一度刺激語を提示し，刺激語通りの反応を分析の対象とした。

吃音頻度は以下のように算出した。

$$吃音頻度（\%）= \frac{吃音の生起した刺激語数}{総刺激語数} \times 100$$

実験者である筆者と，もう1名の大学院生との評定者間の一致度は90.2%であった。一致度は，Sander Agreement Index (1961) に基づき，以下のように産出した。

$$一致度（\%）= \frac{一致した反応}{一致した反応＋不一致の反応} \times 100$$

2.2 音読課題

2.2.1 対象児

対象児はことばの教室に通う小学1年生から6年生までの吃音児38名（男31名，女7名）であった。対象児の内訳は，1年生2名，2年生8名，3年生

9名，4年生8名，5年7名，6年生4名であった。保護者から研究への協力の同意を得た。

2.2.2 刺激語と実験材料

表3は刺激語を示したものである。刺激語は各語頭音節につき4語とし，計20語を用いた。語の意味が吃音の生起に影響する可能性を排除するため，また語頭音節以外の条件を統制するために非語を用いた。全刺激語の音節数を3音節に統制した。語頭分節素は大橋（1984）を参考に/k/とした。

実験材料として怪獣の絵カードを刺激語数と同様に20枚用いた。怪獣の絵の下に刺激語を片仮名で記載した。

2.2.3 手続き

実験は個別に行った。初めに，課題の練習を行った。練習用の刺激語を片仮名で記載した絵カードを提示し，刺激語の音読を促した。同様の手順で本課題を行った。カードは同じ語頭音節が続かないようにした以外はランダムとした一定の順序で提示し，半数の子どもには逆の順序で提示した。片仮名の習得が不十分な対象児5名には平仮名で刺激語を提示した。

2.2.4 分析方法

本研究においては，音・音節の繰り返し，引き伸ばし，ブロックを吃音症状とした。吃音症状の有無は対象児が刺激語を産出した際の音声の反応と表

表3　刺激語

軽音節	二重母音	長母音	撥音	促音
カピナ	カイピナ	カーピナ	カンピナ	カッピナ
カブモ	カイブモ	カーブモ	カンブモ	カッブモ
カトス	カイトス	カートス	カントス	カットス
カダル	カイダル	カーダル	カンダル	カッダル

情から判断した。引き伸ばしに関しては刺激語の子音部，母音部が異常に引き伸ばされていると判断した場合とした。長母音を含む音節においては子音部か母音部が異常に長く引き伸ばされていると判断した場合とした。ブロックに関しては特に課題時の対象児の表情を手がかりとした。

なお，1つの刺激語に対して複数回反応がみられた場合，一度でも吃音と判断される反応があれば，吃音ありと評価した。また，怪獣の名前を別の怪獣名に誤って産出する反応があった場合は，もう一度刺激語を提示し，刺激語通りの反応を分析の対象とした。

吃音頻度は以下のように算出した。

$$吃音頻度（\%）= \frac{吃音の生起した刺激語数}{総刺激語数} \times 100$$

実験者である筆者と，もう1名の大学院生との評定者間の一致度は93.0%であった。一致度は，Sander Agreement Index（Sander, 1961）に基づき，以下のように産出した。

$$一致度（\%）= \frac{一致した反応}{一致した反応＋不一致の反応} \times 100$$

3. 結果

図18は3音節呼称課題における軽音節で始まる非語と重音節で始まる非語の平均吃音頻度を示したものである。横軸は語頭音節の種類，縦軸は平均吃音頻度を示している。平均吃音頻度は軽音節が27.86%（SD＝29.31），重音節が11.07%（SD＝17.88）であった。数値に角変換を施して，分散分析を行った結果，平均吃音頻度は重音節で始まる非語のほうが軽音節で始まる非語よりも有意に低かった（$F(1, 47) = 20.46, p < .01$）。

図19は3音節呼称課題における軽音節で始まる非語と重音節で始まる非語の個人別吃音頻度を示したものである。横軸は対象児，縦軸は吃音頻度を示している。対象児は軽音節での吃音頻度が高い者から順に配列されてい

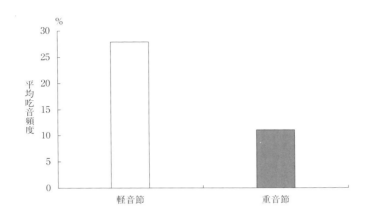

図18　3音節呼称課題における軽音節で始まる非語と重音節で始まる非語の平均吃音頻度

る。吃音頻度が重音節で始まる非語のほうで軽音節で始まる非語よりも低い傾向がある対象児，もしくは軽音節のみで吃音が生起した対象児は28名であり，呼称課題で吃音が生起した35名の対象児の大部分を占めていた。番号1の対象児は重音節で始まる非語のほうで吃音頻度が高い傾向があり，番号32〜35の対象児は重音節で始まる非語のみで吃音が生起していた。

図20は3音節呼称課題における4種類の重音節で始まる非語の平均吃音頻度を示したものである。横軸は語頭音節の種類，縦軸は平均吃音頻度を示している。平均吃音頻度は，二重母音が16.67％（SD＝24.37），撥音が13.02％（SD＝21.26），促音が8.85％（SD＝19.63），長母音が5.73％（SD＝17.29）であった。数値に角変換を施して分散分析を行った結果，語頭音節の種類の主効果が有意であった（$F(3, 141) = 6.78, p < .01$）。LSD法による多重比較の結果，二重母音を含む音節と長母音を含む音節，二重母音を含む音節と促音で終わる音節，撥音で終わる音節と長母音を含む音節の間で有意差が認められた（$Mse = 129.14$，5％水準）。

図21は3音節呼称課題における4種類の重音節で始まる非語の個人別吃

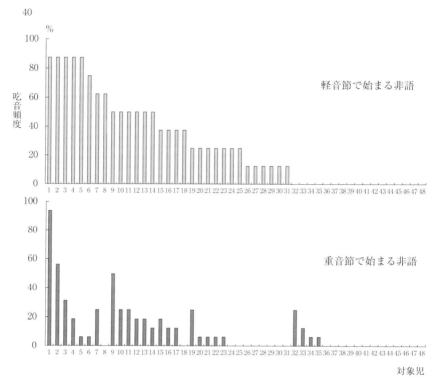

図19 3音節呼称課題における軽音節で始まる非語と重音節で始まる非語の個人別吃音頻度

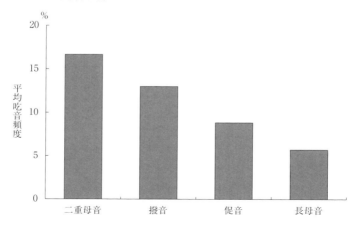

図20 3音節呼称課題における4種類の重音節間の平均吃音頻度

第3章　語頭音節の核母音から後続する分節素への移行　41

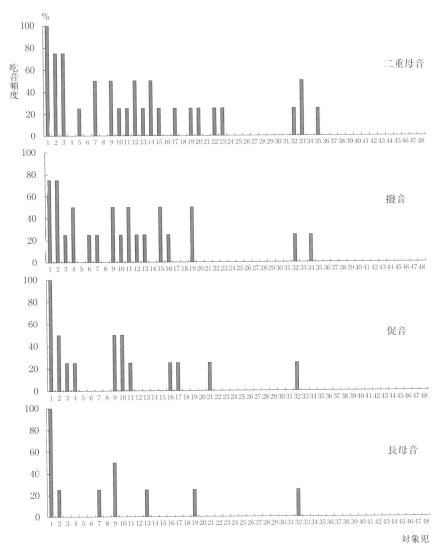

図21　3音節呼称課題における4種類の重音節間の個人別吃音頻度

音頻度を示したものである。横軸は対象児，縦軸は吃音頻度を示している。対象児の配列は図19に対応している。長母音を含む音節で吃音が生起した対象児は7名のみであった（番号1，2，7，9，13，19，32の対象児）。番号1の対象児は長母音を含む音節でも吃音が100％生起していた。

　図22は3音節音読課題における軽音節で始まる非語と重音節で始まる非語の平均吃音頻度を示したものである。横軸は語頭音節の種類，縦軸は平均吃音頻度を示している。平均吃音頻度は軽音節が27.63％（SD＝31.72），重音節が11.18％（SD＝17.87）であった。数値に角変換を施して，分散分析を行った結果，平均吃音頻度は重音節で始まる非語のほうが軽音節で始まる非語よりも有意に低かった（$F(1, 37) = 18.04, p < .01$）。

　図23は3音節音読課題における軽音節で始まる非語と重音節で始まる非語の個人別吃音頻度を示したものである。横軸は対象児，縦軸は吃音頻度を示している。対象児は軽音節での吃音頻度が高い者から順に配列されている。吃音頻度が重音節で始まる非語のほうで軽音節で始まる非語よりも低い傾向がある対象児，もしくは軽音節のみで吃音が生起した対象児は22名で

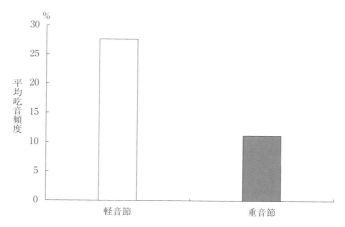

図22　3音節音読課題における軽音節で始まる非語と重音節で始まる非語の平均吃音頻度

第 3 章　語頭音節の核母音から後続する分節素への移行　　43

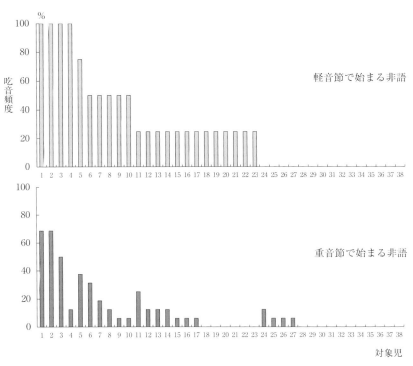

図 23　3 音節音読課題における軽音節で始まる非語と重音節で始まる非語の個人別吃音頻度

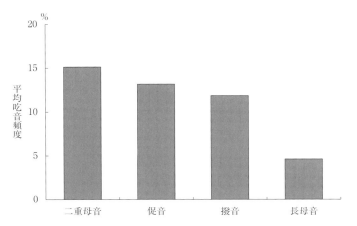

図 24　3 音節音読課題における 4 種類の重音節間の平均吃音頻度

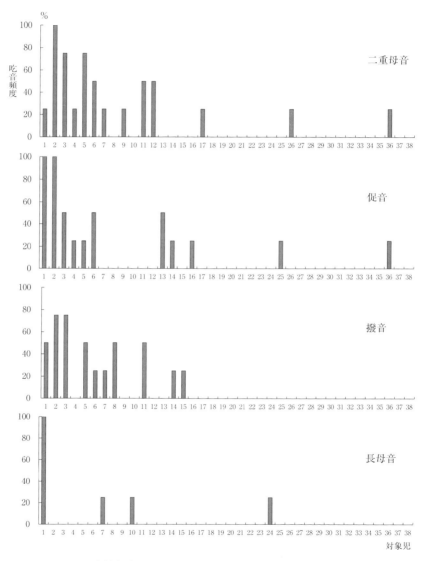

図25　3音節音読課題における4種類の重音節間の個人別吃音頻度

あり，音読課題で吃音が生起した27名の対象児の大部分を占めていた。番号24〜27の対象児は重音節で始まる非語のみで吃音が生起していた。

図24は3音節音読課題における4種類の重音節で始まる非語の平均吃音頻度を示したものである。横軸は語頭音節の種類，縦軸は平均吃音頻度を示している。平均吃音頻度は，二重母音が15.13％（SD＝25.69），促音が13.16％（SD＝25.82），撥音が11.84％（SD＝22.31），長母音が4.61％（SD＝17.30）であった。数値に角変換を施して，分散分析を行った結果，語頭音節の種類の主効果が有意であった（$F(3, 111) = 2.73, p < .05$）。LSD法による多重比較の結果，二重母音を含む音節と長母音を含む音節，促音で終わる音節と長母音を含む音節の間で有意差が認められた（$Mse = 226.09$，5％水準）。

図25は3音節音読課題における4種類の重音節で始まる非語の個人別吃音頻度を示したものである。横軸は対象児，縦軸は吃音頻度を示している。対象児の配列は図23に対応している。長母音を含む音節で吃音が生起した対象児は4名のみであった（番号1，7，10，24の対象児）。番号1の対象児は長母音を含む音節でも吃音が100％生起していた。

4．考察

本節の結果，呼称課題においても，音読課題においても，重音節で始まる非語のほうで軽音節で始まる非語よりも吃音頻度が有意に低いことが明らかになった。また，4種類の重音節間では長母音を含む音節の吃音頻度が最も低いことが明らかになった。音読課題と自発話は異なる言語処理を必要とするといわれている（Caplan, 1992）。本節の結果から，3音節産出課題においては発話課題の違いにかかわらず，軽音節で始まる非語よりも重音節で始まる非語のほうで産出が容易であることが示唆された。また，4種類の重音節間では長母音を含む音節で始まる非語が発話課題の違いにかかわらず産出が容易であることが示唆された。

語頭音節の核母音から後続する分節素への移行に着目すると，軽音節で始

まる非語は音節間の移行，重音節で始まる非語は音節内の移行となる。本節の結果から，吃音児にとっては音節内の移行のほうが音節間の移行よりも産出が容易である可能性が示唆された。したがって，語頭音節の核母音から後続する分節素への移行がある場合は，その移行が音節境界を超えるかどうかという要因も吃音の生起に影響を与えると考えられる。

　髙橋・伊藤（2009）は非吃音幼児を対象とし，呼称課題を用いて，幼児の発話産出は語頭音節の核母音からの移行が音節間か音節内かによって影響をうけるのかどうかについて検討した。その結果，移行部分が音節間か音節内かによって反応潜時に差がみられなかったことから，非吃音幼児の発話産出は核母音からの移行が音節間か音節内かの違いによって影響を受けない可能性を指摘している。本節では，語頭音節の核母音からの移行が音節内のほうで音節間よりも吃音頻度が低くなった。髙橋・伊藤（2009）と本節の結果は対象児の年齢も用いた指標の違いもあるが，1つの可能性として，核母音からの移行の困難さは吃音児の特徴である可能性が示唆される。

　また，本節の結果，呼称課題においても，音読課題においても，4種類の重音節の中で，長母音を含む音節で始まる非語の吃音頻度が最も低かった。語頭音節の核母音から後続する分節素への移行において，二重母音を含む音節，撥音で終わる音節，促音で終わる音節は，異なる分節素への移行を必要とする（例：/kaN. bu. mo/）。これに対して，長母音を含む音節は同一分節素への移行を必要とする（例：/kaa. bu. mo/）。前節でも述べたように異なる分節素への移行は同一分節素への移行よりも複雑な音韻の符号化を必要とするため，長母音で吃音頻度が低くなると考えられる。また，両課題において，4種類の重音節間では，二重母音を含む音節（例：kai. bu. mo）で吃音頻度が最も高い傾向があった。二重母音を含む音節を重音節に含めるかどうかは研究者間で意見がわかれている。二重母音を含む音節は，重音節としての性質だけではなく，/kai/の/ka/と/i/のように軽音節＋軽音節という性質も合わせもっていると考えると，音節間の移行があることになる。本節で示唆された

ように，音節間の移行が音節内の移行よりも困難であるとすれば，重音節の中では二重母音を含む音節の吃音頻度が最も高い傾向があることと，軽音節で始まる非語よりは二重母音を含む音節のほうで吃音頻度が低い傾向があることを統一的に説明できる。

　本節では移行の種類として，音節間の移行と音節内の移行を検討したが，他に，音声学的特徴に視点を当てた研究がある。氏平（2000）は音・音節の繰り返しを主な症状とする成人吃音者を対象に，繰り返し部分に後続する位置の音声カテゴリーを検討した。その結果，最も生起の多いCV単位の繰り返しにおいて，CVのVに後続する位置の音声カテゴリーが閉鎖音，摩擦音，弾き音の場合に繰り返しの出現率が有意に高く，鼻音と母音の場合に繰り返しの出現率が有意に低かった。氏平（1997）はこのような音声学的特徴は繰り返し部分である第1音節の頭子音においてはみられなかったと述べている。氏平（1997, 2000）の結果も，語頭音節の核母音から後続する分節素への移行に関わる要因が日本語の吃音の生起に影響を及ぼすことを示しているといえる。

　個人別の分析においても軽音節で始まる非語よりも重音節で始まる非語のほうで吃音頻度が低い傾向のある対象児が多かった。しかし，重音節のみで吃音が生起した対象児や，重音節で始まる非語の吃音頻度が高い傾向のある対象児も存在した。これらの対象児は語頭音節の核母音からの移行以外の要因の影響が強いのかもしれない。例えば，語頭の分節素の影響が挙げられる。呼称課題では語頭の分節素として/k/と/a/のみを用いた。その結果，/a/から始まる刺激すべてで吃音が生起したのに対し，/k/から始まる刺激では吃音が全く生じなかった対象児が存在した。したがって，この対象児は軽音節で始まる非語と重音節で始まる非語の吃音頻度に差がみられず，4種類の重音節間でも吃音頻度に差がみられなかった。この対象児は，語頭音節の核母音からの移行の影響よりも語頭の分節素の影響を強く受ける吃音児であった可能性がある。また，最も産出が容易であると考えられる長母音を含む音節

で始まる非語の吃音頻度が100%であった対象児も存在した。これらのことから，語頭音節の核母音からの移行の要因だけでは説明できない対象児も存在すると考えられる。

5. まとめ

本節では，1)語頭音節の核母音からの移行が音節間の移行である軽音節で始まる非語（例：/ka.bu.moN/）と，音節内の移行である重音節で始まる非語（例：/kaN.bu.mo/）の吃音頻度に差があるのかどうか，2)音節内移行である4種類の重音節間で吃音頻度に差があるのかどうかを検討した。その結果，以下の知見を得た。

1) 吃音頻度は音節内移行のほうが音節間移行よりも有意に低かった。
2) 音節内移行の中では，同一分節素への移行（例：/kaa.bu.mo/）が異なる分節素への移行（例：/kaN.bu.mo/）よりも吃音頻度が有意に低かった。

これらの結果から，吃音児にとっては，語頭音節の核母音からの移行が音節内移行のほうで音節間移行よりも産出が容易である可能性が示唆された。さらに，語頭音節の核母音からの移行が音節内の場合は，同一分節素への移行のほうで異なる分節素への移行よりも産出が容易であることが示唆された。

第3節　吃音の家族歴の有無に着目した検討

1. 目的

従来の吃音研究は，吃音児・者を一群として扱うことが多かった。Seery, Watkins, Mangelsdorf, and Shigeto（2007），Yairi（2007），Yairi and Ambrose（2005）は吃音がいくつかの下位グループに分けられる可能性を指摘している。下位グループの分類の一つに吃音児・者の親族に吃音経験者がいるかど

うかをふまえたものがある（Ambrose, Cox, & Yairi, 1997; Janssen, Kraaimaat, & Brutten, 1990; Kidd, Heimbuch, Records, Oehlert, & Webster, 1980）。Janssen et al. (1990) は，吃音児の親族に吃音経験者がいるかどうかにより，引き伸ばしの生起頻度と発話運動能力（speech-motor ability）に違いがみられたと述べている。分節素間の移行が吃音の生起に与える影響も，親族に吃音経験者がいるかいないかで対象児を2群に分けることにより，異なる結果が得られる可能性がある。そこで本節では，語頭音節の核母音からの移行が吃音の生起に与える影響は吃音の家族歴の有無によって違いがみられるのかどうかを検討する。

2．方法

第3章第2節の呼称課題で対象とした吃音児が通級することばの教室の担当者を通して，対象児の保護者から，親族に吃音経験者がいるかどうかの聴き取り調査を行った。親族の範囲は，Yairi & Ambrose（2005）を参考に，両親，兄弟，祖父母，おじおば，いとことした。第3章第2節の呼称課題で分析の対象とした48名の内，33名から情報が得られた。内訳は表4に示したとおりである。

3．結果

図26は親族に吃音経験者がいる群といない群における軽音節で始まる非語と重音節で始まる非語の平均吃音頻度を示したものである。横軸は群，縦軸は平均吃音頻度を示している。親族に吃音経験者がいる群の軽音節の吃音

表4　対象児の内訳

対象児	人数（人）
親族に吃音の経験者がいる	16（男児15，女児1）
親族に吃音の経験者がいない	17（男児13，女児4）
計	33

頻度は42.19%（SD=29.89），重音節の吃音頻度は21.48%（SD=26.12）であった。親族に吃音経験者がいない群の軽音節の吃音頻度は20.59%（SD=29.95），重音節の吃音頻度は4.04%（SD=7.64）であった。数値に角変換を施して，2（親族に吃音経験者がいる群といない群）×2（軽音節で始まる非語と重音節で始まる非語）の2要因の分散分析を行った結果，群の要因においても（$F(1, 31) = 7.86, p < .01$），語頭音節の要因においても（$F(1, 31) = 15.38, p < .01$），有意な主効果が認められた。交互作用は有意ではなかった（$F(1, 31) = 0.08, p > .10$）。

図27は親族に吃音経験者がいる群といない群における，軽音節で始まる非語と重音節で始まる非語の個人別吃音頻度を示したものである。横軸は対象児，縦軸は吃音頻度を示している。対象児は軽音節で始まる非語の吃音頻度が高い者から順に配列されている。親族に吃音経験者がいない群で吃音が生起した9名（a～i児）はすべて，軽音節で始まる非語のほうで吃音頻度が高い傾向があるか，軽音節で始まる非語のみで吃音が生起していた。一方，親族に吃音経験者がいる群において，A児は重音節で始まる非語のほうで吃音頻度が高い傾向があり，E児は軽音節で始まる非語と重音節で始まる非語の

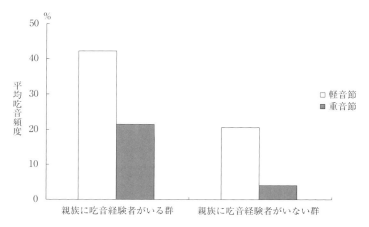

図26　軽音節で始まる非語と重音節で始まる非語の平均吃音頻度
　：親族に吃音経験者がいる群といない群との比較

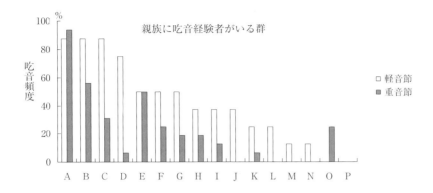

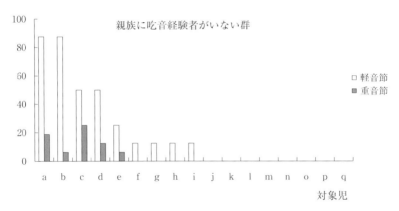

図27　軽音節で始まる非語と重音節で始まる非語の個人別吃音頻度
　　　：親族に吃音経験者がいる群といない群との比較

吃音頻度が同じであり，O児は重音節で始まる非語のみで吃音が生起していた。

4．考察

　本節の結果，語頭音節の核母音からの移行が音節内の移行である重音節で始まる非語の吃音頻度が，音節間の移行である軽音節で始まる非語の吃音頻

度よりも有意に低くなるという点では，親族に吃音経験者がいるかどうかで違いがみられなかった。この結果から，語頭音節の核母音からの移行が吃音の生起に与える影響は吃音の家族歴の有無により違いがみられないことが示唆された。

　一方で，親族に吃音経験者がいない群は親族に吃音経験者がいる群よりも吃音頻度が有意に低かった。この結果から，家族歴の有無は吃音頻度に影響を与える可能性が考えられる。

　親族に吃音の経験者がいない群においては，軽音節で始まる非語のほうで吃音頻度が高い傾向のある対象児がすべてであった。一方，親族に吃音の経験者がいる群において吃音が生起した対象児の中には，重音節で始まる非語のほうで吃音頻度が高い対象児，軽音節で始まる非語と重音節で始まる非語の吃音頻度が同じ対象児，重音節で始まる非語のみで吃音が生起した対象児が存在した。なお，前節から，4種類の重音節間では長母音を含む音節における吃音頻度が最も低いことが明らかになった。親族に吃音経験者がいない群においては，長母音を含む音節で吃音が生起した対象児は存在しなかった。これに対して，親族に吃音経験者がいる群においては，長母音を含む音節で吃音が生起した対象児が4名存在した。このように，親族に吃音経験者がいる群においてのみ，多くの対象児で吃音頻度が低くなる条件でも，頻度が低くならない対象児が存在することがわかった。このことから，親族に吃音経験者がいる子どもの中には，語頭音節の核母音からの移行の影響など，音韻に関わる処理が他の多くの吃音児とは異なる子どもが存在する可能性が示唆される。

　Yairi and Ambrose（2005）も，研究者や臨床家が実験デザインや指導法を考える上で吃音の家族歴についての知識が重要な情報になる可能性を指摘しているように，今後は吃音の家族歴をふまえた研究も必要であると考えられる。

5. まとめ

本節では，語頭音節の核母音からの移行が吃音の生起に与える影響は吃音の家族歴の有無によって違いがみられるのかどうかを検討した。その結果，以下の知見を得た。

1) 親族に吃音経験者がいる群といない群の両群で，吃音頻度は音節内移行のほうが音節間移行よりも有意に低かった。
2) 親族に吃音経験者がいない群はいる群よりも吃音頻度が有意に低かった。
3) 親族に吃音経験者がいない群においては，吃音が生起したすべての対象児において，音節内移行のほうで吃音頻度が低い傾向があった。一方，親族に吃音経験者がいる群においてはそのような傾向はみられなかった。

これらの結果から，語頭音節の核母音からの移行が吃音の生起に与える影響は吃音の家族歴の有無により違いがみられないことが明らかになった。一方で，家族歴の有無は吃音頻度に影響を与える可能性が示唆された。また，親族に吃音経験者がいる群においてのみ，多くの対象児で吃音頻度が低くなる条件でも，吃音頻度が低くならない対象児が存在することがわかった。

第4章　2音節目以降における分節素間の移行

第1節　2音節目に着目した検討

1. 目的

　第2章と第3章では語頭音節における分節素間の移行と吃音の生起との関係について検討した。第4章では2音節目以降における分節素間の移行と吃音の生起との関係について検討する。

　第3章の結果，日本語の吃音においては核母音から後続する分節素への移行が吃音頻度に影響を与える可能性が指摘された。しかしながら，第3章は語頭音節についてのみ検討したものである。核母音からの移行が吃音頻度に影響するのは2音節目以降においても当てはまるのだろうか。本節ではまず2音節目について検討する。図28は2音節目の核母音からの移行のある刺激語と，移行のない刺激語を示したものである。「かとー」のようにCV.CVV（/./は音節境界を示す（窪薗,1998））からなる刺激語や，「かとん」のようにCV.CVCからなる刺激語には2音節目の核母音からの移行があるが，「かと」のようにCV.CVからなる刺激語にはない。2音節目の核母音からの移行も吃音頻度に影響を与えるならば，この部分の移行がある刺激語のほうで吃音頻度が高くなると考えられる。

　そこで本節では2音節目の核母音からの移行のある刺激語と移行のない刺激語の吃音頻度には差がみられるかどうかを明らかにすることを目的とする。

56

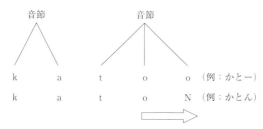

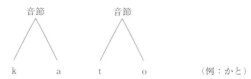

（例：かと）

図28　2音節目の核母音からの移行のある刺激語とない刺激語

*矢印は注目する移行部を示す。

2. 方法

2.1　対象児

　対象児はことばの教室に通う小学1年生から6年生までの吃音児33名であった。年齢は，6歳8か月から12歳1か月まで（平均年齢9歳5か月）であり，男児26名，女児7名であった。本研究は対象児の保護者から研究の同意を得て行われた。

2.2　刺激語と実験材料

　表5は刺激語を示したものである。CV.CVからなる刺激語，CV.CVVからなる刺激語，CV.CVCからなる刺激語を8語ずつ，計24語を用いた。語頭の分節素は，大橋（1984）が吃音児の自然発話において吃音の一貫性が高かった分節素と報告している/k/と/a/とした。

実験材料として怪獣の絵カードを刺激語数と同様に24枚用いた。怪獣の絵の下に刺激語を平仮名で記載した。

2.3 手続き

実験は対象児ごとに行った。すべての対象児に対して呼称課題と音読課題を同時に行った。呼称課題から行う対象児と，音読課題から行う対象児が半数ずつになるようにした。

呼称課題では，本課題前に練習用の刺激語を3語（「すぽ」，「すぽー」，「すぽん」）用いて練習を行った。手順は以下の通りである。

1) 怪獣の絵の下に刺激語が平仮名で記載されている絵カードを提示した。その際，絵の下の文字は怪獣の名前であることを口頭で実験者が説明した。なお，「すぽ」，「すぽー」，「すぽん」はいずれも1モーラ目にアクセントをつけて提示した。
2) 名前を記憶するように指示した。
3) 白紙のカードで怪獣の絵カードをいったん隠した（1〜2秒）。
4) この白紙のカードで元の絵カードの文字の部分のみを隠し，実験者が「はい」と言った後，刺激語を呼称するように指示した。

表5　刺激語

2音節目の核母音からの移行のない刺激語	2音節目の核母音からの移行のある刺激語	
CV.CV	CV.CVV	CV.CVC
かぴ	かぴー	かぴん
かぶ	かぶー	かぶん
かと	かとー	かとん
かだ	かだー	かだん
あぴ	あぴー	あぴん
あぶ	あぶー	あぶん
あと	あとー	あとん
あだ	あだー	あだん

練習によって子どもが手順を理解したことを確認してから本課題を行った。本課題では全ての刺激語に対し，それぞれ1)～4)の手順で，刺激語の呼称を促した。練習課題と本課題の違いは，本課題では怪獣の名前を実験者が口頭で提示しないことであり，その他の手順は練習課題と同様であった。

　音読課題では，絵カードを提示し，実験者が「はい」と言った後，刺激語を音読するように指示した。練習を行った後，本課題を実施した。

　慣れの効果を防ぐために，刺激語は2モーラ目までが同じ刺激語（例：「かと」と「かとー」）が続かないように提示した。それ以外はランダムとした一定の順序で提示し，半数の対象児には逆の語順で刺激語を提示した。

　反応はDATレコーダー（TCD-D10，SONY）にマイクロホン（ECM-959DT，SONY）を用いて録音した。

2.4　分析方法

　本研究においては，音・音節の繰り返し，引き伸ばし，ブロックを吃音症状とした。吃音症状の有無は聴覚印象評価と視覚印象評価によって判断した。引き伸ばしに関しては刺激語の子音部，母音部が異常に引き伸ばされていると判断した場合とした。ブロックに関しては特に課題時の対象児の表情も手がかりとした。課題実施時に，実験者である筆者が吃音の同定も行った。

　なお，吃音が生じた後に言い直して流暢に刺激語を産出するなど，1つの刺激語に対して複数回反応がみられた場合，一度でも吃音と判断される反応があれば，吃音ありと評価した。また，怪獣の名前を別の怪獣名に誤って産出する反応がみられた場合は，もう一度刺激語を提示し，刺激語通りの反応を分析の対象とした。

　吃音頻度は以下のように算出した。

第 4 章　2 音節目以降における分節素間の移行　59

$$吃音頻度（\%）= \frac{吃音の生起した刺激語数}{総刺激語数} \times 100$$

実験者である筆者と，もう 1 名の大学院生との評価者間の一致度は 94.0％であった。一致度は，Sander Agreement Index（Sander, 1961）に基づき，以下のように算出した。

$$一致度（\%）= \frac{一致した反応}{一致した反応＋不一致の反応} \times 100$$

3. 結果

図 29 は呼称課題における 3 種類の刺激語の平均吃音頻度を示したものである。横軸は刺激語の種類，縦軸は平均吃音頻度を示している。吃音頻度は，CV. CV からなる刺激語が 21.21％（SD＝28.55），CV. CVV からなる刺激語が 22.73％（SD＝28.72），CV. CVC からなる刺激語が 20.83％（SD＝30.57）であった。数値に角変換を施して，分散分析を行った結果，平均吃音頻度に有意差はみられなかった（$F(2, 64) = 0.04, p > .10$）。

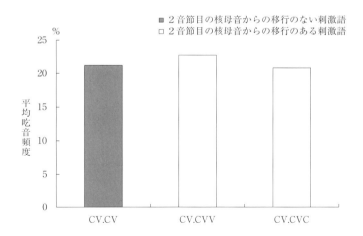

図 29　呼称課題における 3 種類の刺激語の平均吃音頻度

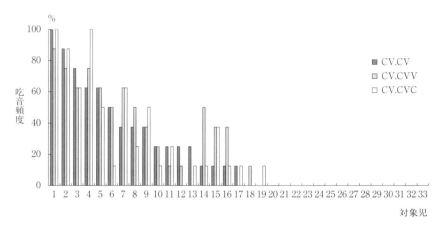

図30 呼称課題における3種類の刺激語の個人別吃音頻度

図30は呼称課題における3種類の刺激語の個人別吃音頻度を示したものである。横軸は対象児，縦軸は吃音頻度を示している。対象児はCV. CVからなる刺激語での吃音頻度が高いものから順に配列されている。吃音が生起した対象児には，番号1, 2の対象児のように3種類の刺激語の吃音頻度に著しい差のない対象児以外に，番号6, 14の対象児のように頻度に大きな差がみられた対象児も存在した。

図31は音読課題における3種類の刺激語の平均吃音頻度を示したものである。横軸は刺激語の種類，縦軸は平均吃音頻度を示している。吃音頻度は，CV. CVからなる刺激語が18.56％（SD＝25.22），CV. CVVからなる刺激語が17.80％（SD＝27.07），CV. CVCからなる刺激語が19.32％（SD＝28.31）であった。数値に角変換を施して，分散分析を行った結果，平均吃音頻度に有意差はみられなかった（$F(2, 64) = 0.39, p > .10$）。

図32は音読課題における3種類の刺激語の個人別吃音頻度を示したものである。横軸は対象児，縦軸は吃音頻度を示している。対象児の配列は図30に対応している。吃音が生起した対象児には，番号11, 12の対象児のように

第4章　2音節目以降における分節素間の移行　61

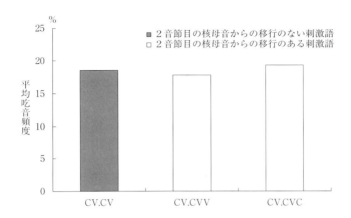

図31　音読課題における3種類の刺激語の平均吃音頻度

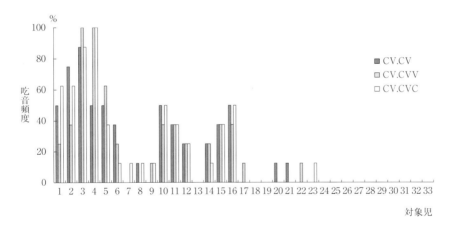

図32　音読課題における3種類の刺激語の個人別吃音頻度

　3種類の刺激語の吃音頻度に差のない対象児以外に，番号1，4の対象児のように頻度に大きな差がみられた対象児も存在した。
　なお，呼称課題においても，音読課題においても，吃音が生起した反応は症状が語頭にあらわれたものがすべてであった。

4. 考察

　前章第1節では単音節産出課題を用いて，核母音から後続する分節素への移行の有無が吃音頻度に影響を与えるかどうかを検討した。その結果，語頭音節の核母音からの移行がある刺激語（例：かん）のほうで，ない刺激語（例：か）よりも吃音頻度が高くなることが明らかになった。この結果から，日本語の吃音においては語頭音節の核母音からの移行が吃音頻度に影響を与える可能性が示唆された。

　前章第2節では核母音からの移行が音節間の移行（例：かぶもん）か音節内の移行（例：かんぶも）かで吃音頻度に差がみられるかどうかを検討した。その結果，音節間の移行のほうで音節内の移行よりも吃音頻度が高くなることが明らかになった。

　前章第1，2節から日本語の吃音においては核母音から後続する分節素への移行に困難さがあると考えられた。しかしながら，これらの研究は語頭音節についてのみ検討したものである。

　そこで本節では，核母音からの移行が吃音の生起に影響するのは語頭音節の場合のみなのか，2音節目においても当てはまるのかについて検討した。2音節目の核母音からの移行も吃音の生起に影響を与えるならば，2音節目の核母音からの移行のある刺激語のほうが，ない刺激語よりも吃音頻度が高くなると予測される。本節の結果，呼称課題においても，音読課題においても，2音節目の核母音からの移行のある刺激語と移行のない刺激語の吃音頻度には有意差がみられないことが明らかになった。

　前章第1節と本節の結果から，語頭音節の核母音からの移行の有無によっては吃音頻度に差がみられるが，2音節目の核母音からの移行の有無によっては吃音頻度に差がみられないということが明らかになった。つまり，語頭音節の核母音からの移行の影響の大きさと2音節目の核母音からの移行の影響の大きさには差があり，語頭音節の核母音からの移行は吃音頻度に影響を

及ぼすが，2音節目の核母音からの移行は吃音頻度に影響を及ぼさない可能性が示唆される。

　また，モーラ数に視点を当てると，本研究の結果は，2音節目の核母音からの移行のある刺激語が3モーラ，移行のない刺激語が2モーラであり，モーラ数は異なるにもかかわらず，両者の吃音頻度に差がみられなかったということになる。Kureta, Fushimi, and Tatsumi (2006) は日本語の音韻の符合化における単位はモーラである可能性を指摘している。Kureta et al. (2006) をふまえると，モーラ数の長いほうで音韻の符合化が複雑になることが予測される。また，構音運動もモーラ数の多いほうで複雑になることが予測される。本節の結果，吃音頻度では2モーラの刺激語と3モーラの刺激語で差がみられなかった。この結果から，吃音児の発話産出はモーラ数が多いほうで困難であるというような単純な関係ではない可能性を指摘できる。この点については，4モーラ以上の語ではどうなるのかなどを含め，今後さらに検討する必要がある。

　一方，個人別の分析においては，2音節目の核母音からの移行のある刺激語とない刺激語の吃音頻度に著しい差のない対象児以外に，大きな差がみられた対象児も存在した。例えば番号4の対象児は呼称課題においても，音読課題においても，2音節目の核母音からの移行のある刺激語の吃音頻度が移行のない刺激語の吃音頻度よりも高い傾向があった。この対象児は語頭音節の核母音からの移行以外の要因の影響を強く受ける吃音児であるのかもしれない。例えば，2音節目の核母音からの移行も影響して，2音節目の移行のある刺激語のほうで吃音頻度が高くなった，あるいはモーラ数の多いほうで吃音頻度が高くなった可能性などが考えられる。

5．まとめ

　第2章と第3章から，日本語の吃音においては英語とは異なり，核母音から後続する分節素への移行が吃音頻度に影響を与える可能性が示唆された。

しかし，第2章と第3章は語頭音節についてのみ検討したものである。そこで本節では，2音節目の核母音からの移行のある刺激語（例：/ka.toN/）とない刺激語（例：/ka.to/）の吃音頻度に差がみられるかどうかを検討することを目的とした。その結果，2音節目の核母音からのある刺激語とない刺激語の吃音頻度には有意差がみられなかった。

前章と本節の結果から，語頭音節の核母音からの移行は吃音頻度に影響を及ぼすが，2音節目の核母音からの移行は吃音頻度に影響を及ぼさないことが示唆された。

第2節　3，4音節目に着目した検討

1．目的

前章の結果から，日本語の吃音においては核母音からの移行に困難さがあるという可能性が示唆された。この結果は語頭音節についてのみ検討したものである。そこで本章第1節では核母音からの移行が吃音頻度に影響するのは語頭音節のみなのか，2音節目においても当てはまるのかどうかについて検討した。その結果，2音節目の核母音からの移行は吃音頻度に影響を与えないことが明らかになった。では，3音節目，4音節目の核母音からの移行は吃音頻度に影響するのだろうか。

図33は2音節〜5音節からなる刺激語を示したものである。「さな」のように2音節2モーラ（CV.CV）からなる刺激語には語頭音節でのみ核母音からの移行があり，「さなき」のように3音節3モーラ（CV.CV.CV）からなる刺激語には2音節目での移行もある。「さなきだ」のように4音節4モーラ（CV.CV.CV.CV）からなる刺激語には3音節目での移行もあり，「さなきだに」のように5音節5モーラ（CV.CV.CV.CV.CV）からなる刺激語には4音節目での移行もある。

第 4 章　2 音節目以降における分節素間の移行　　65

2 音節刺激

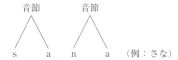
（例：さな）

3 音節刺激

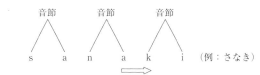
（例：さなき）

4 音節刺激

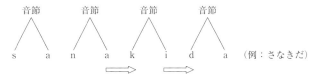
（例：さなきだ）

5 音節刺激

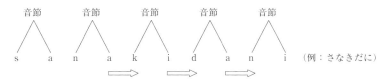
（例：さなきだに）

図 33　2 音節 2 モーラ〜5 音節 5 モーラ刺激

＊矢印は注目する移行部を示す。

　本章第 1 節の結果から，2 音節目の核母音からの移行は吃音頻度に影響しないことが明らかになったので，2 音節目の核母音からの移行のない 2 音節 2 モーラからなる刺激語（CV．CV）と，移行のある 3 音節 3 モーラからなる刺激語（CV．CV．CV）の吃音頻度には差がみられないことが予測される。もし，

3音節目の核母音からの移行が吃音頻度に影響を与えるならば，3音節目の核母音からの移行のある4音節4モーラからなる刺激語（CV.CV.CV.CV）のほうが移行のない3音節3モーラからなる刺激語（CV.CV.CV）よりも吃音頻度が高くなると考えられる。また，4音節目の核母音からの移行が吃音頻度に影響を与えるならば，4音節目の核母音からの移行のある5音節5モーラからなる刺激語（CV.CV.CV.CV.CV）のほうが移行のない4音節4モーラからなる刺激語（CV.CV.CV.CV）よりも吃音頻度が高くなると考えられる。

そこで本節では2～5音節からなる刺激語の吃音頻度に差がみられるのかどうかを明らかにすることを目的とする。

2. 方法

2.1 対象児

対象児はことばの教室に通う小学1年生から6年生までの吃音児31名であった。年齢は6歳4か月から12歳1か月まで（平均年齢9歳4か月）であり，男児24名，女児7名であった。本研究は対象児の保護者から研究への協力の同意を得て行われた。

2.2 刺激語と実験材料

表6は刺激語を示したものである。語の意味が吃音の生起に与える影響を排除するために，単語の親密度が低い超低親密度を刺激語として用いた。単語の親密度とは単語のなじみの程度を示したものである（天野・近藤, 1999）。超低親密度語は語彙としてほとんど人に知られていないことに加え，日本語の音韻特徴をある程度保持しているため，非語として用いるのに妥当であるといわれている（近藤・天野, 2001）。NTTデータベース（天野・近藤, 1999）を参考に，親密度が7段階のうちの2.5以下であり，5音節5モーラからなる語のうち5語を5音節5モーラの刺激語と選定した。これらの語は小学生にとっては「非語」とみなしてもよいと思われる。なお，分節素の配列が吃音

第 4 章　2 音節目以降における分節素間の移行　67

表6　刺激語

2音節2モーラ非語	3音節3モーラ非語	4音節4モーラ非語	5音節5モーラ非語
あた	あたじ	あたじけ	あたじけな
おが	おがた	おがたま	おがたまの
かし	かしが	かしがま	かしがまし
さな	さなき	さなきだ	さなきだに
ひね	ひねこ	ひねこび	ひねこびる

頻度に影響する可能性を排除するために，2音節2モーラ非語（例：あた），3音節3モーラ非語（例：あたじ），4音節4モーラ非語（例：あたじけ）は5音節5モーラ非語（例：あたじけな）から，対応する音節，モーラ数分の文字を抜き出し，作成した。2音節2モーラ，3音節3モーラ，4音節4モーラ，5音節5モーラからなる非語をそれぞれ5語ずつ，計20語を刺激語として用いた。

実験材料として怪獣の絵カードを刺激語数と同様に20枚用いた。怪獣の絵の下に刺激語を平仮名で記載した。

2.3　手続き

実験は対象児ごとに行った。すべての対象児に対して呼称課題と音読課題を同時に行った。呼称課題から行う対象児と，音読課題から行う対象児が半数ずつになるようにした。

呼称課題では，本課題前に練習用の刺激語1語（「みそな」）を用いて練習を行った。手順は以下の通りである。

1) 怪獣の絵の下に刺激語が平仮名で記載されている絵カードを提示した。その際，絵の下の文字は怪獣の名前であることを口頭で実験者が説明した。なお，「みそな」は1モーラ目にアクセントをつけて提示した。
2) 名前を記憶するように指示した。
3) 白紙のカードで怪獣の絵カードをいったん隠した（1〜2秒）。

4）この白紙のカードで元の絵カードの文字の部分のみを隠し，実験者が「はい」と言った後，刺激語を呼称するように指示した。

練習によって子どもが手順を理解したことを確認してから本課題を行った。本課題ではすべての刺激語に対し，それぞれ1）〜4）の手順で，刺激語の呼称を促した。練習課題と本課題の違いは，本課題では怪獣の名前を実験者が口頭で提示しないことであり，その他の手順は練習課題と同様であった。

音読課題では，絵カードを提示し，実験者が「はい」と言った後，刺激語を音読するように指示した。練習を行ってから，本課題を実施した。

刺激語は2モーラ目までが同じ刺激語（例：「さな」と「さなき」）が続かないようにした以外はランダムにした一定の順序で提示し，半数の対象児には逆の語順で刺激語を提示した。

反応はDATレコーダー（TCD-D10，SONY）にマイクロホン（ECM-959DT，SONY）を用いて録音した。

2.4 分析方法

本研究においては，音・音節の繰り返し，引き伸ばし，ブロックを吃音症状とした。吃音症状の有無は聴覚印象評価と視覚印象評価によって判断した。引き伸ばしに関しては刺激語の子音部，母音部が異常に引き伸ばされていると判断した場合とした。ブロックに関しては特に課題時の対象児の表情も手がかりとした。課題実施時に，実験者である筆者が吃音の同定も行った。

なお，吃音が生じた後に言い直して流暢に刺激語を産出するなど，1つの刺激語に対して複数回反応がみられた場合，一度でも吃音と判断される反応があれば，吃音ありと評価した。また，怪獣の名前を別の怪獣名に誤って産出する反応がみられた場合は，もう一度刺激語を提示し，刺激語通りの反応を分析の対象とした。

吃音頻度は以下のように算出した。

$$吃音頻度（\%）= \frac{吃音の生起した刺激語数}{総刺激語数} \times 100$$

実験者である筆者と，もう1名の大学院生との評価者間一致度は95.0％であった。一致度は，Sander Agreement Index（Sander, 1961）に基づき，以下のように算出した。

$$一致度（\%）= \frac{一致した反応}{一致した反応＋不一致の反応} \times 100$$

3．結果

図34は呼称課題における2〜5音節非語の平均吃音頻度を示したものである。横軸は語の音節数，縦軸は平均吃音頻度を示している。吃音頻度は2音節非語が16.77％（SD＝24.82），3音節非語が20.64％（SD＝26.07），4音節非語が23.87％（SD＝31.16），5音節非語が21.94％（SD＝29.82）であった。数値に角変換を施して，分散分析を行った結果，平均吃音頻度に有意差は認められなかった（$F(3, 90) = 0.71, p > .10$）。

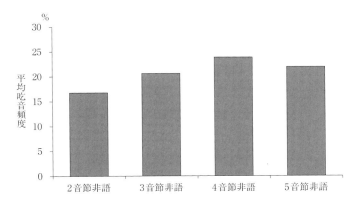

図34　呼称課題における2〜5音節非語の平均吃音頻度

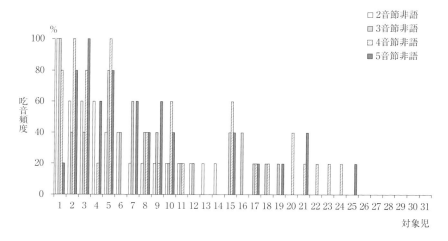

図 35　呼称課題における 2 〜 5 音節非語の個人別吃音頻度

　図 35 は呼称課題における 2 〜 5 音節非語の個人別吃音頻度を示したものである。横軸は対象児，縦軸は吃音頻度を示している。対象児は 2 音節非語の吃音頻度が高い順に配列されている。2 音節非語の吃音頻度が同じ場合は，3 音節非語，次いで 4 音節非語の吃音頻度が高い順に配列した。番号 8，17 の対象児のように刺激語の核母音からの移行の回数が増えるにつれ吃音頻度も高くなる傾向のみられた対象児も存在したが，番号 1，2，3 の対象児のようにそのような傾向のみられない対象児のほうが多かった。

　図 36 は音読課題における 2 〜 5 音節非語の平均吃音頻度を示したものである。横軸は語の音節数，縦軸は平均吃音頻度を示している。吃音頻度は 2 音節非語が 15.48％（SD = 24.06），3 音節非語が 18.70％（SD = 21.87），4 音節非語が 20.65％（SD = 28.98），5 音節非語が 21.94％（SD = 26.00）であった。数値に角変換を施して，分散分析を行った結果，平均吃音頻度に有意差は認められなかった（$F(3, 90) = 1.01, p > .10$）。

　図 37 は音読課題における 2 〜 5 音節非語の個人別吃音頻度を示したもの

第 4 章　2 音節目以降における分節素間の移行　71

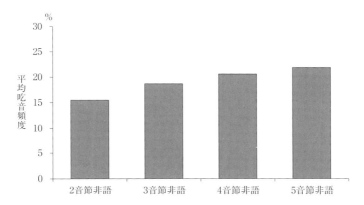

図 36　音読課題における 2 ～ 5 音節非語の平均吃音頻度

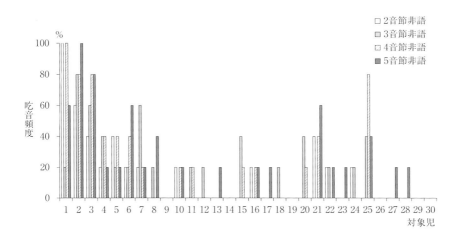

図 37　音読課題における 2 ～ 5 音節非語の個人別吃音頻度

である。横軸は対象児，縦軸は吃音頻度を示している。対象児の配列は図 35 に対応しており，図 35 と図 37 の同じ番号は同一の対象児を表している。番号 2，3 の対象児のように刺激語の核母音からの移行の回数が増えるにつれ吃音頻度も高くなる傾向のみられた対象児も存在したが，番号 1，4，5 の対

象児のようにそのような傾向のみられない対象児のほうが多かった。

4. 考察

　前章と本章第1節の結果から，語頭音節の核母音からの移行は吃音頻度に影響を与えるが，2音節目の核母音からの移行は吃音頻度に影響を与えないことが明らかになった。そこで，本節では3音節目，4音節目の核母音からの移行が吃音頻度に影響するのかどうかを検討した。

　2音節2モーラからなる刺激語（CV.CV）には語頭音節でのみ核母音からの移行があり，3音節3モーラからなる刺激語（CV.CV.CV）には2音節目での移行もある。4音節4モーラからなる刺激語（CV.CV.CV.CV）には3音節目での移行もあり，5音節5モーラからなる刺激語（CV.CV.CV.CV.CV）には4音節目での移行もある。もし，3音節目の核母音からの移行が吃音頻度に影響を与えるならば，4音節4モーラからなる刺激語（CV.CV.CV.CV）のほうが3音節3モーラからなる刺激語（CV.CV.CV）よりも吃音頻度が高くなると考えられる。また，4音節目の核母音からの移行が吃音頻度に影響を与えるならば，5音節5モーラからなる刺激語（CV.CV.CV.CV.CV）のほうが4音節4モーラからなる刺激語（CV.CV.CV.CV）よりも吃音頻度が高くなると考えられる。

　本節の結果，呼称課題においても，音読課題においても，2～5音節非語の吃音頻度に有意差が認められなかった。この結果から2音節目だけではなく，3音節目，4音節目の核母音からの移行も吃音頻度に有意差をもたらすほどの影響を与えないことが明らかになった。前章の結果，語頭音節の核母音からの移行が吃音頻度に影響をおよぼすことが明らかになった。したがって，前章と本章の結果から，核母音からの移行は語中，語尾でも同じような影響をもつわけではなく，語頭音節での影響が最も大きいことが明らかになった。

　また，語の音節数，モーラ数が増えることにより，構音運動などの発話の

困難度が増し，その結果として，吃音頻度が高くなると一般的には考えられる。しかし，本研究の結果は刺激語の音節数やモーラ数は吃音頻度に有意差をもたらすような影響を与えなかったと解釈できる。つまり，本研究では2音節2モーラ，3音節3モーラ，4音節4モーラ，5音節5モーラの刺激語を用いたが，音節数，モーラ数が多いほうで吃音頻度が有意に高くなるというわけではなかった。語の長さと吃音頻度との関係については長い語で吃音が生起しやすいことが報告されてきた (Brown, 1945)。しかし，Brown (1945) の研究は語の長さとして文字数を用いており，言語学的には妥当ではないという指摘もある (Bernstein Ratner, 1997)。本節の結果から，吃音頻度は語の音節数やモーラ数が増えるほど高くなるという単純な関係ではない可能性がうかがわれる。つまり，吃音児の発話産出においては語の音節数やモーラ数の影響よりも語頭音節の核母音からの移行の影響のほうが大きいことが示唆される。なお，近年，Hakim and Bernstein Ratner (2004) は英語を母語とする吃音児を対象に2～5音節非語の復唱課題を行った。その結果，音節数が増えるにつれ，吃音頻度が高くなるという傾向はみられなかったと述べている (Hakim & Bernstein Ratner, 2004)。Hakim et al. (2004) の結果は，語の音節数により吃音頻度に差がみられなかったという本節の結果と一致している。これらの結果から，個別言語の違いを超えて，語の音節数は吃音頻度に大きくは影響しない可能性が示唆される。

　Saltuklaroglu, Kalinowski, Robbins, Crawcour, and Bowers (2009) は，成人吃音者に文章音読課題を行い，初めの10音節の吃音頻度を検討した。その結果，音節ごとの吃音頻度は1音節目が残りの9音節よりも有意に高く，2音節目以降の吃音頻度は一定であったという。Saltuklaroglu et al. (2009) はこの結果から，吃音者にとっては発話の開始 (speech initiation) が発話の残りの部分の産出よりも困難である可能性を示唆している。Saltuklaroglu et al. (2009) の結果と本章の結果から，吃音児・者は1音節目の産出が2音節目以降の産出よりも困難である可能性を指摘できる。一方，第3章第1節の結果，

1音節刺激の産出において，核母音からの移行のある語のほうがない語よりも吃音頻度が有意に高かった。この結果から，日本語を母語とする吃音児においては，1音節目の中でも核母音からの移行部分が困難であると考えられる。したがって，発話の開始（speech initiation）のみならず，1音節目（語頭音節）における移行の困難さも吃音の生起に影響を及ぼす可能性が示唆される。

三盃・宇野・春原・金子・粟屋・Wydell・狐塚・後藤・蔦森（2011）は学齢期にある典型発達児を対象に，2モーラと5モーラの非語を音読する際の反応潜時を測定した。その結果，5モーラのほうが2モーラよりも反応潜時が長く，単語長効果を示したと述べている。この結果から，非吃音児の場合は非語の音読において，モーラ数が発話産出に影響を与える可能性が示唆される。三盃ら（2011）は反応潜時を指標としているのに対し，本研究は吃音頻度を指標としている点で違いがあるため，直接の比較はできないが，一つの可能性として，学齢期の吃音児と非吃音児ではモーラ数が発話産出に与える影響が異なることが考えられる。つまり，吃音児の発話産出はモーラ数が多いほうで単純に困難さが増すというわけではなく，先に述べたように，語頭音節の核母音からの移行の影響を強く受ける可能性がある。今後は，吃音児においても反応潜時を測定し，この点について検討する必要がある。

個人別の分析においては，刺激語の核母音からの移行の回数が増えるにつれ，吃音頻度が高くなるという傾向がみられない対象児が多かったものの，そのような傾向のみられた対象児も存在した。しかし，音読課題と呼称課題の両方で音節数やモーラ数の影響を受ける子どもは観察されなかった。したがって，吃音児の中には，発話課題によっては2音節目，3音節目，4音節目の核母音からの移行の影響，もしくは，音節数やモーラ数の影響を受ける子どももいることが示唆される。

5．まとめ

前節の結果から，2音節目の核母音からの移行は吃音頻度に影響を及ぼさ

ないことが示唆された。本節では，3音節目，4音節目の核母音からの移行が吃音頻度に影響を及ぼすのかどうかを検討した。その結果，語頭音節の核母音からの移行のある2音節2モーラからなる刺激語（例：/sa.na/），2音節目の核母音からの移行もある3音節3モーラからなる刺激語（例：/sa.na.ki/），3音節目の核母音からの移行もある4音節4モーラからなる刺激語（例：/sa.na.ki.da/），4音節の核母音からの移行もある5音節5モーラからなる刺激語（例：/sa.na.ki.da.ni/）の間で吃音頻度に有意差がみられなかった。

　この結果から，3，4音節目の核母音からの移行も吃音頻度に有意差をもたらすほどの影響を与えないことが明らかになった。したがって，核母音からの移行は，語中，語尾でも同じような影響をもつわけではなく，語頭音節での影響が最も大きいことが示唆された。

第5章　総合考察

第1節　日本語の吃音における分節素間移行についての仮説の提案

　吃音者の言語処理に関する従来の研究から吃音には言語処理における音韻的な側面が関わっていることが示唆されている。そこで本論文では音韻的側面に視点を当て，これまで提案されてきた仮説の中では Wingate（1988）の音節構造仮説に着目した検討を行ってきた。

　本論文の結果，日本語の吃音における分節素間移行の影響について以下のことが明らかになった。

1) 頭子音から核母音への移行について検討した結果，語頭音節の頭子音から核母音への移行のある刺激語（例：/ka/）と移行のない刺激語（例：/a/）の吃音頻度に有意差が認められなかった（第2章）。

2) 核母音から後続する分節素への移行について検討した結果，語頭音節の核母音から後続する分節素への移行のない刺激語（例：/ka/）のほうが移行のある刺激語（例：/kaN/）よりも吃音頻度が有意に低かった（第3章第1節）。

3) 語頭音節の核母音からの移行が音節内である刺激語（例：/kaN.bu.mo/）のほうが音節間である刺激語（例：/ka.bu.moN/）よりも吃音頻度が有意に低かった（第3章第2節）。

4) 語頭音節の核母音からの移行が音節内である場合は同一分節素への移行（例：/kaa.bu.mo/）のほうが異なる分節素への移行（例：/kaN.bu.mo/）よりも吃音頻度が有意に低かった（第3章第1, 2節）。

5) 2, 3, 4音節目における核母音からの移行は吃音頻度に有意差をもたらすほどの影響を与えなかった（第4章第1, 2節）。

　まず，1)と2)について考察する。Wingate (1988)は英語のデータに基づき，吃音は頭子音から核母音への移行に困難さがあることによって生じるとした。1)の結果，呼称課題においても，音読課題においても，語頭音節の頭子音から核母音への移行のある刺激語とない刺激語の吃音頻度に有意差はみられず，日本語では頭子音から核母音への移行は吃音頻度に影響を与えないことが示唆された。また2)の結果，呼称課題においても，音読課題においても，語頭音節の核母音からの移行のない刺激語のほうで移行のある刺激語よりも吃音頻度が有意に低いことが明らかになった。これらの結果から，日本語の吃音においては英語とは異なり，語頭音節の核母音から後続する分節素への移行に困難さがあることが示唆された。この結果は英語のデータを基にしたWingate (1988)の仮説とは異なるものであった。この理由として英語と日本語の音節構造の違いが考えられる。日本語は頭子音と核母音の結びつきが強いのに対し，英語は核母音と尾子音の結びつきが強いといわれている（太田, 1998）。それを示すものとして，吃音の繰り返しの単位においても日本語と英語では異なる結果が得られている。日本語が（C）V（核母音まで）を単位とする繰り返しが多いのに対し，英語は頭子音のみの繰り返しが多いと報告されている（Ujihira & Kubozon, 1994）。日本語と英語の音節構造の違いが，吃音の生起に影響を与える移行部分に違いをもたらした可能性を指摘できる。この結果から，吃音の生起に影響を与える分節素間の移行部分は個別言語により異なると考えられる。

第 5 章　総合考察　79

　結果 3)については以下のように考察できる。呼称課題においても，音読課題においても，語頭音節の核母音からの移行が音節内である刺激語のほうで音節間である刺激語よりも吃音頻度が有意に低かったのは，吃音児にとっては語頭音節の核母音からの移行において音節内の移行のほうが音節間の移行よりも産出が容易であったためと考えられる。したがって，語頭音節の核母音から後続する分節素への移行が音節境界を超えるかどうかという要因も吃音児の発話産出に影響を与えることが示唆される。髙橋・伊藤 (2009) は非吃音幼児を対象とし，呼称課題を用いて，幼児の発話産出は語頭音節の核母音からの移行が音節間か音節内かによって影響を受けるのかどうかについて検討した。その結果，移行部分が音節間か音節内かによって反応潜時に差がみられなかったことから，幼児の発話産出は核母音からの移行が音節間か音節内かの違いによって影響を受けない可能性を指摘している。本論文において学齢期にある吃音児の場合は，語頭音節の核母音からの移行が音節内のほうで音節間よりも吃音頻度が低かった。髙橋・伊藤 (2009) と本論文の結果は対象児の年齢や用いた指標の違いによる可能性もあるが，もう一つの可能性として語頭音節の核母音からの移行の困難さは吃音児の特徴であることも示唆される。

　以下では結果 2)と 3)を合わせて考察する。既に述べたように，本論文の結果，語頭音節の核母音から後続する分節素への移行がない刺激語 (例：/ka/) のほうが移行のある刺激語 (例：/kaN/) よりも吃音頻度が有意に低くなることが明らかになった。日本語では頭子音と核母音 (または核母音のみ) でモーラを構成するため，核母音からの移行はモーラ間移行だということになる。したがって，日本語においては語頭のモーラ間移行が吃音児の発話産出に影響すると考えられる。また，本論文の結果，先に述べたように語頭音節の核母音からの移行が音節境界を超えるかどうかも吃音頻度に影響したことから，語頭の音節間移行も吃音児の発話産出に影響すると考えられる。これらのことから，日本の吃音児の発話産出には語頭のモーラ間移行と音節間移行

の両方が影響を与えることが示唆される。従来から日本語はモーラ言語であるといわれてきたが，近年，日本語の音韻処理においてはモーラのみならず音節という単位も用いられているという指摘がなされている（窪薗，1998，2002）。本論文の結果は窪薗（1998，2002）の知見を支持するものであると考えることができる。

次に，結果4）について考察する。語頭音節の核母音からの移行が音節内移行の場合は異なる分節素への移行よりも，同一分節素への移行のほうで吃音頻度が有意に低かった。この結果から，語頭音節の核母音からの移行が音節内の場合は同一分節素への移行のほうが異なる分節素への移行よりも吃音児にとって産出が容易であることが示唆される。異なる分節素への移行は同一分節素への移行よりも複雑な音韻的符号化を必要とすることによると考えられる。

次に，結果2）と5）について考察する。本論文の結果，呼称課題においても，音読課題においても，語頭音節の核母音からの移行の有無により吃音頻度に有意差がみられたが，2，3，4音節目の核母音からの移行の有無によっては吃音頻度に有意差がみられないことが明らかになった。この結果から，吃音児の発話産出において核母音からの移行は語中，語尾でも同じような影響をもつわけではなく，語頭音節での影響が最も大きいことが示唆された。つまり，吃音頻度に有意に影響を及ぼす核母音からの移行は，語頭音節のみであることが明らかになった。

5）の結果は刺激の音節数やモーラ数により吃音頻度に有意差がみられなかったと解釈することもできる。つまり，2音節2モーラ，3音節3モーラ，4音節4モーラ，5音節5モーラの刺激を用いた結果，音節数，モーラ数が多いほうで吃音頻度が有意に高くなるというわけではなかった。したがって，吃音頻度は語の音節数やモーラ数が増えるにつれ高くなるという単純な関係ではない可能性がうかがわれる。つまり，日本語の吃音においては語の音節数やモーラ数の影響よりも語頭音節の核母音からの移行の影響のほうが

大きいことが示唆される。Hakim and Bernstein Ratner（2004）は英語を母語とする吃音児を対象に2〜5音節非語の復唱課題を行った結果，音節数が増えるにつれ，吃音頻度が高くなるという傾向はみられなかったと述べている（Hakim & Bernstein Ratner, 2004）。Hakimらの結果は，語の音節数により吃音頻度に有意差がみられなかったという本論文の結果と一致している。これらの結果から，個別言語の違いを超えて，語の音節数は吃音頻度に大きくは影響しない可能性が示唆される。

1)〜5)の結果に基づき，日本語の吃音の困難さに与える分節素間移行の影響について以下の仮説を提案する。

H)日本語の吃音における分節素間移行についての仮説
① 核母音から後続する分節素への移行に困難さがある。
② 吃音頻度に有意に影響を及ぼすのは語頭音節における移行のみである。
③ 音節内の移行のほうが音節間の移行よりも産出が容易である。
④ 同一分節素への移行のほうが異なる分節素への移行よりも産出が容易である。

日本語の吃音では核母音から後続する分節素への移行に困難さがあるという本論文の仮説①は頭子音から核母音への移行に困難さがあるという英語のデータを基にしたWingate（1988）の仮説とは異なるものである。したがって，筆者の仮説とWingate（1988）の仮説から，移行の困難さは個別言語を超えて吃音の生起に関与するが，困難さのある移行部分は個別言語により異なると考えられる。困難さがある移行部分が個別言語で異なる理由としては前述のように音節構造の違いが考えられる。

また，日本語以外の言語でも，吃音頻度に有意に影響を及ぼすのは語頭音

節における移行のみである（仮説②）のかどうか，音節内の移行のほうが音節間の移行よりも産出が容易である（仮説③）のかどうか，同一分節素への移行のほうが異なる分節素への移行よりも産出が容易である（仮説④）のかどうか，については今後の世界の研究を待ちたい。なお，Wingate（1988）は頭子音から核母音への移行のみならず，強勢（linguistic stress）も吃音の生起に影響を与える主要な要因であると述べている。本論文ではアクセントについては検討しなかったが，Matsumoto-Shimamori and Ito（2013）において，日本語のピッチアクセントは語頭音節の核母音からの移行の困難さには影響しない可能性が示唆されている。

　本論文では個人別の分析も行った。その結果，語頭音節の核母音からの移行の影響が他の多くの吃音児とは異なる傾向を示す吃音児も存在した。Seery, Watkins, Mangelsdorf, and Shigeto（2007），Yairi（2007），Yairi and Ambrose（2005）は吃音がいくつかの下位グループに分けられる可能性を指摘している。語頭音節の核母音からの移行の影響など，音韻に関わる処理によっても吃音児がいくつかの下位グループに分けられる可能性が示唆される。

　近年，Bloodstein（2001, 2002, 2006）は，幼児期にみられる初期の吃音（incipient stuttering）は統語発達と密接に関係し，語に関連した要因の影響は受けない可能性を指摘している。一方，持続性の吃音（persistent stuttering）では統語的要因の影響は消失し，語に関連した要因が影響するといわれている（Bloodstein, 2001, 2002, 2006）。本論文の結果，学齢期の吃音児は分節素間移行という語に関連した要因の影響を受けることが明らかになった。今後は，吃音の発生時期である幼児期においても，語頭音節の核母音からの移行が吃音の生起に影響を及ぼすのかどうかを検討する必要がある。

第2節　本論文で提案した仮説の臨床への応用可能性

　近年，根拠に基づいた（evidence-based）吃音指導の必要性が指摘され始めている（Bothe, 2003; Bothe, Davidow, Bramlett, Ingham, 2006; Finn, 2003; Ingham, 2003; 菊池, 2012; Langevin & Kully, 2003; Onslow, 2003; Prins & Ingham, 2009; Yairi & Ambrose, 2005）。ここではこれまでに有効であるとして用いられてきた言語臨床の方法の効果が前節で提案した仮説で説明できることを示し，さらに，この仮説に基づき，吃音児の話し方そのものを対象とした指導の際に用いる刺激語についての提案をする。

　前節で示したように，日本語の吃音の困難さに与える分節素間移行の影響について以下の仮説を提案した。

H) 日本語の吃音における分節素間移行についての仮説
　① 核母音から後続する分節素への移行に困難さがある。
　② 吃音頻度に有意に影響を及ぼすのは語頭音節における移行のみである。
　③ 音節内の移行のほうが音節間の移行よりも産出が容易である。
　④ 同一分節素への移行のほうが異なる分節素への移行よりも産出が容易である。

　従来の知見によると，指導法の一つとしてゆっくりとした引き伸ばし気味の発話が用いられている。Guitar（2006）は学齢期にある吃音児に対する指導の最終的な目標の一つはコントロールされた流暢性（controlled fluency）を用いることができるようにすることであると述べている。つまり，話す際の工夫によって流暢な発話を導くことができるようにすることである。そのために弾力的な発話速度（flexible rate）などのスキルを教えると述べている。弾力

的な発話速度とは引き伸ばし気味の発話をすることにより単語の発話速度，中でも1音節目の発話速度を落とすことであるという。Yairi and Ambrose (2005) もゆっくりとした引き伸ばし気味の発話を吃音児の言語指導に用いている。

また，Guitar (2006) によると，Ryan (1984) は学齢期にある吃音児や成人吃音者に遅延聴覚フィードバック (DAF) プログラムを用いている。DAFとは話し手の音声を通常より少し遅延させて聞かせる方法のことである。Ryanの方法では最初DAFを250ms遅れにセットし，子どもにゆっくりと引き伸ばして音読するように指示する。吃音を生起させずに音読することができれば，DAFを50msずつ減少させていく。最終的には標準よりやや遅い速度ではあるが，DAFに頼らなくても流暢に音読できるようになるという (Ryan, 1984)。

ゆっくりとした引き伸ばし気味の発話は日本語においては音節の母音部を引き伸ばすことになる。近年，見上 (2002, 2007)，小林 (2009) が吃音児に対する言語指導において，ゆっくりとした引き伸ばし気味の発話を取り入れている。これらの知見はすべてゆっくりとした引き伸ばし気味の発話が有効であることを示している。

本論文で得られた仮説を用いると，ゆっくりとした引き伸ばし気味の発話は，語の各音節を，長母音を含む音節にすることにより，日本語の吃音において困難だと提案した核母音からの移行（仮説①）を，異なる分節素への移行から，より産出が容易だと考えられる同一分節素への移行（仮説④）へと変化させた方法ということになる。一般的に歌唱では吃音症状がみられないといわれている。これは歌唱ではゆっくりと引き伸ばした音声の産出になるためだと考えることができる。また，Guitar (2006) は単語全体ではなく，1音節目の発話速度を遅くする方法を取り入れている。小林 (2009) も「ぼく」を「ぼーく」のように初めの音節（モーラ）を引き伸ばし気味にゆっくり話すと，吃音が生じにくくなると述べている。この理由は，吃音頻度に有意に影響を

及ぼすのは語頭音節における移行のみである（仮説②）ことによると考えられる。

　他に，1モーラずつ切って発話することが用いられている。近年，見上（2002, 2007）は1モーラずつ切って発話させる方法を紹介している。また，1モーラずつ指を折りながら発話させた指導例もある（見上・安樂，2002）。Yairi and Ambrose（2005）はメトロノームに合わせて発話させるリズム発話（rhythmic speech）は古くから用いられてきており，直接的な指導方法の例として見過ごすことはできないと述べている。日本語では1モーラずつ針の動きに合わせてリズムをとることが考えられるため，切っていう発話と同じ効果が得られている可能性を指摘できる。我が国においても，渡邉・前新・磯野（2004），見上（2005）が吃音児に対してメトロノームを用いた指導を行っている。また，苅安（1990）がブロックと挿入を頻発する成人吃音者の言語訓練において，メトロノームを用いたリズム発話法を取り入れている。さらに，酒井・森・小澤・餅田（2006），酒井（2008）が成人吃音者を対象とした耳掛け型メトロノームを用いた吃音訓練について報告している。これらの知見は1モーラずつ切って発話することが有効であることを示している。本論文で提案した仮説①を用いると，1モーラずつ切って発話する方法は，モーラごとに切って発話することで日本語の吃音において困難だと考えられる核母音からの移行をなくした方法ということができる。このように本論文で得られた仮説でこれまで用いられてきたいくつかの指導法の効果を説明することが可能である。

　引き伸ばしたり，切って話したりする方法を子どもに用いる場合は，指導に用いる教材を工夫することも有効だと思われる。例えば，詩には虫の鳴き声（例：「り，りーん」）など，吃音が生じにくいと思われる核母音からの移行のない音節（仮説①）や同一分節素への移行の音節（仮説④）が多く含まれるものがある。このような教材を通して，楽に話す経験を積むことも指導法の一つとして考えられる。

また，本論文で得られた仮説を用いると，吃音児は分節素間の移行という視点からみた場合，以下の1)～4)の順で産出の困難さが増していくと考えられる。つまり，吃音児にとって最も産出が容易なものは1)であり，最も困難なものは4)であると推測される。

1) 語頭音節の核母音からの移行がない刺激語（例：か）
2) 語頭音節の核母音からの移行が音節内であり，同一分節素への移行である刺激語（例：かー）
3) 語頭音節の核母音からの移行が音節内であり，異なる分節素への移行である刺激語（例：かん）
4) 語頭音節の核母音からの移行が音節間である刺激語（例：かと）

したがって，吃音児の話し方の指導を行う際には，上に示した1)～4)の順序をふまえ，産出が容易なものから困難なものへと段階に分けて産出を促す必要があると思われる。さらに，仮説②をふまえると，語のモーラ数や音節数が増えてもこの困難さの順序は変わらないと考えられる。

以上のように，本論文で得られた仮説を用いると，これまでに用いられてきた指導法の効果を説明できることが明らかになった。また，本論文で提案した仮説から吃音児の話し方の指導に用いる刺激語の困難さの順序の提案もできることを示した。

第6章　本論文の要約

　日本の吃音研究領域では吃音児の話し方そのものを対象とした指導法の開発につながる基礎的研究が求められている。吃音児の話し方そのものを対象とした指導法を開発するためには，吃音児の発話における言語処理に視点を当てた研究が不可欠である。従来の研究から吃音には言語処理の音韻的な側面が関わっていることが示唆されている。音韻的側面に視点を当てた従来の研究には吃音が生じている分節素そのものに吃音の困難さがあると考えているものが多い。これに対して，吃音の困難さは吃音が生じている分節素そのものではなく，次の分節素への移行にあるとする考え方がある。本論文は，後者，すなわち，分節素間の移行に視点を当て，日本語の吃音の生起に関わる音韻的要因を検討したものである。

　第1章では従来の研究を概観し，本研究の目的を述べた。分節素間の移行に視点を当てた吃音に関する従来の仮説の1つにWingate（1988）の音節構造仮説（syllable structure hypothesis）がある。音節は頭子音，核母音，尾子音からなるといわれている。「本」を例にとると，/h/が頭子音，/o/が核母音，/N/が尾子音に相当する。Wingate（1988）は英語のデータに基づき，吃音は頭子音から核母音への移行に困難さがあることによって生じると主張した。しかしながら，言語処理は個別言語によって異なるといわれているため，日本語においては困難さを示す移行部分が英語とは異なる可能性がある。そこで本論文では学齢期にある吃音児を対象に，吃音の生起に関わる音韻的要因をWingate（1988）の音節構造仮説に着目して検討することを目的とした。

　第2章ではWingate（1988）が指摘している頭子音から核母音への移行が日本語においても吃音頻度に影響するのかどうかを検討した。その結果，語頭音節の頭子音から核母音への移行のある音節（例：/ka/）とない音節（例：

/a/）の吃音頻度には有意差がみられず，日本語では英語とは異なり，頭子音から核母音への移行は吃音頻度に影響を与えないことが明らかになった。

　では，日本語においてはどの部分の移行が吃音頻度に有意な影響をもたらすのだろうか。この点を検討するために，第3章では核母音から後続する分節素への移行について検討した。初めに，第1節では語頭音節の核母音からの移行の有無が吃音頻度に及ぼす影響について検討した。その結果，核母音からの移行のない音節（例：/ka/）のほうがある音節（例：/kaN/）よりも吃音頻度が有意に低くなることが明らかになった。この結果から，日本語の吃音では核母音から後続する分節素への移行に困難さがあることが示唆された。第2節では語頭音節の核母音からの移行がある場合，音節間の移行か（例：/ka.bu/），音節内の移行か（例：/kaN/）で吃音頻度に差がみられるかどうかを検討した。その結果，音節内の移行のほうが音節間の移行よりも吃音頻度が有意に低いことが明らかになった。また，音節内の移行の中では同一分節素への移行が（例：/kaa/），異なる分節素への移行（例：/kaN/）よりも吃音頻度が有意に低いことがわかった。

　第2章と第3章から，日本語の吃音においては英語とは異なり，核母音から後続する分節素への移行が吃音頻度に影響を与える可能性が示唆された。しかしながら，第2章と第3章は語頭音節についてのみ検討したものである。そこで，第4章では核母音からの移行の吃音頻度への影響は2音節目以降においても同様にみられるのかを検討した。その結果，2音節目の核母音からの移行も（第1節），3，4音節目の核母音からの移行も（第2節），吃音頻度に有意差を与える程には吃音児の発話産出に影響を及ぼさないことが明らかになった。したがって，日本語の吃音において核母音からの移行は語中，語尾でも同じような影響をもつわけではなく，語頭音節での影響が最も大きいことが示唆された。

　第5章は総合考察である。第2章から第4章の結果をふまえ，日本語の吃音の生起について以下の仮説を提案した。

1) 核母音から後続する分節素への移行に困難さがある。
2) 吃音頻度に有意に影響を及ぼすのは語頭音節における移行のみである。
3) 音節内の移行のほうが音節間の移行よりも産出が容易である。
4) 同一分節素への移行のほうが異なる分節素への移行よりも産出が容易である。

最後に本論文で得られた仮説の臨床への応用可能性について述べた。本論文で得られた仮説を用いると，1モーラずつ発話する方法や，ゆっくりと引き伸ばし気味に発話する方法など，従来から用いられてきた指導法の効果は，核母音からの移行をなくす方法，または核母音からの移行をより容易な移行（同一分節素への移行）へと変化させる方法として説明できることを示した。また，この仮説を用いると，吃音児に対する話し方の指導の際に用いる刺激語の困難さの順序も提案できることを示した。

文　　献

Adams, M. R. & Reis, R. (1997) Further analysis of stuttering as a phonetic transition defect. Journal of Fluency Disorders, 3, 265-271.

天野成昭・近藤公久 (1999) NTT データベースシリーズ日本語の語彙特性第 1 巻：親密度．三省堂．

Ambrose, N., Cox, N., & Yairi, E. (1997) The genetic basis of persistence and recovery in stuttering. Journal of Speech, Language, and Hearing Research, 40, 567-580.

American Speech Language and Hearing Association (1995) Guidelines for practice in stuttering treatment. ASHA, 37, 26-35.

Anderson, J. D. & Byrd, C. T. (2008) Phonotactic probability effects in children who stutter. Journal of Speech, Language, and Hearing Research, 51, 851-866.

Bernstein Ratner, N. (1997) Stuttering: A psycholinguistic perspective. In R. F. Curlee & G. M. Siegel (Eds.), Nature and Treatment of Stuttering: New directions (2nd ed.). Allyn and Bacon. Boston, Massachusetts, 99-127.

Bloodstein, O. (1995) A handbook on Stuttering (5th ed.). Singular, San Diego, Calfornia.

Bloodstein, O. (2001) Incipient and developed stuttering as two distinct disorders: Resolving a dilemma. Journal of Fluency Disorders, 26, 67-73.

Bloodstein, O. (2002) Early stuttering as a type of language difficulty. Journal of Fluency Disorders, 27, 163-167.

Bloodstein, O. (2006) Some empirical observations about early stuttering: A possible link to language development. Journal of Communication Disorders, 39, 185-191.

Bloodstein, O. & Bernstein Ratner, N. (2008) A handbook of stuttering (6th ed.). Thompson Delmar Learning, New York.

Bothe, A. K. (2003) Evidence-based treatment of stuttering: V. The art of clinical practice and the future of clinical research. Journal of Fluency Disorders, 28, 247-258.

Bothe, A. K., Davidow, J. H., Bramlett, R. E., & Ingham, R. J. (2006) Stuttering treatment research 1970-2005: I. Systematic review incorporating trial quality assessment of behavioral, cognitive, and related approaches. American Journal of Speech-Language Pathology, 15, 321-341.

Brown, S., Ingham, R. J., Ingham, J. C., Laird, A. R., & Fox, P. T. (2005) Stuttered and fluent speech production: An ALE meta-analysis of functional neuroimaging studies. Human Brain Mapping, 25, 105-117.

Brown, S. F. (1945) The loci of stuttering in the speech sequence. Journal of Speech Disorders, 10, 181-192.

Byrd, C. T., Conture, E. G., & Ohde, R. N. (2007) Phonological priming in young children who stutter: Holistic versus incremental processing. American Journal of Speech-Language Pathology, 16, 43-53.

Byrd, C. T., Wolk, L., & Davis, B. L. (2007) Role of phonology in childhood stuttering and its treatment. In E. G. Conture & R. F. Curlee (Eds.), Stuttering and related disorders of fluency (3rd ed.). Thieme Medical, New York, 168-182.

Caplan, D. (1992) Language: Structure, processing, and disorders. MIT Press, Cambridge, Massachusetts.

Finn, P. (2003) Evidence-based treatment of stuttering: II. Clinical significance of behavioral stuttering treatments. Journal of Fluency Disorders, 28, 209-218.

Fox, P. T., Ingham, R. J., Ingham, J. C., Hirsch, T. B., Downs, J. H., Martin, C., Jerabek, P., Glass, T., & Lancaster, J. L. (1996) A PET study of the neural systems of stuttering. Nature, 382, 158-162.

Guitar, B. (2006) Stuttering: An integrated approach to its nature and treatment (3rd ed.). Lippincott Williams & Wilkins, Baltimore, Maryland.

Hakim, H. B. & Bernstein Ratner, N. (2004) Nonword repetition abilities of children who stutter: An exploratory study. Journal of Fluency Disorders, 29, 179-199.

原 由紀 (2005) 幼児から学齢期の吃音臨床. 言語聴覚研究, 2, 98-104.

Howell, P. (2002) The EXPLAN theory of fluency control applied to the treatment of stuttering by altered feedback and operant procedures. In E. Fave (Ed.), Pathology and therapy of speech disorders. John Benjamins, Amsterdam, 95-118.

Howell, P. (2004) Assessment of some contemporary theories of stuttering that apply to spontaneous speech. Contemporary Issues in Communication Science and Disorders, 31, 122-139.

Howell, P. & Au-Yeung, J. (2002) The EXPLAN theory of fluency control applied to the diagnosis of stuttering. In E. Fava (Ed.), Pathology and therapy of speech disorders. John Benjamins, Amsterdam, 75-94.

今泉 敏 (2003) 発話中枢機構と吃音のメカニズム. 音声言語医学, 44, 111-118.

Ingham, J. C. (2003) Evidence-based treatment of stuttering: Ⅰ. Definition and application. Journal of Fluency Disorders, 28, 197-207.

伊藤友彦 (2007) 吃音研究の現状と展望. 笹沼澄子 (編), 発達期言語コミュニケーション障害の新しい視点と介入理論. 医学書院, 233-250.

Janssen, P., Kraaimaat, F., & Brutten, G. (1990) Relationship between stutterers' genetic history and speech-associated variables. Journal of Fluency Disorders, 15, 39-48.

苅安 誠 (1990) 吃音のブロック症状に対するリズム発話と運動制御アプローチの効果. 音声言語医学, 31, 271-279.

見上昌睦 (2002) 吃音の進展した小児に対する言語指導の試み. 聴能言語学研究, 19, 18-26.

見上昌睦 (2005) 重度吃音学童に対する直接的言語指導に焦点を当てた治療. 音声言語医学, 46, 21-28.

見上昌睦 (2007) 吃音の進展した幼児に対する直接的言語指導に視点を当てた治療.

音声言語医学, 48, 1-8.

見上昌睦・安樂めぐみ（2002）吃音者のモーラ指折り法の効果の検討．総合リハビリテーション, 30, 257-262.

Kidd, K. K., Heimbuch, R. C., Records, M. A., Oehlert, G., & Webster, R. L. (1980) Familial stuttering patterns are not related to one measure of severity. Journal of Speech and Hearing Research, 23, 539-545.

菊池良和（2012）エビデンスに基づいた吃音支援入門．学苑社.

金　東順・伊藤友彦（2004）韓国語と日本語の吃音の比較―子音と母音を中心に―．音声言語医学, 45, 125-130.

小林宏明（2009）学齢期吃音の指導・支援．学苑社.

小林宏明（2011）学齢期吃音に対する多面的・包括的アプローチ―わが国への適応を視野に入れて―．特殊教育学研究, 49, 305-315.

Kolk, H. & Postma, A. (1997) Stuttering as a covert repair phenomenon. In R. F. Curlee & G. M. Siegel (Eds.), Nature and treatment of stuttering: New directions (2nd ed.). Allyn & Bacon, Boston, Massachusetts, 182-203.

近藤公久・天野成昭（2001）「日本語の語彙特性」を利用した認知実験研究―単語刺激の統制と非語刺激―．第4回認知神経心理学研究会抄録, 10-11.

窪薗晴夫（1998）音韻構造の普遍性と個別性．中右実（編），音韻構造とアクセント．研究社，1-108.

窪薗晴夫（1999）日本語の音声：現代言語学入門（2）．岩波書店.

窪薗晴夫（2002）音節とモーラの機能．原口庄輔・中島平三・中村　捷・河上誓作（編），音節とモーラ．研究社，1-96.

Kureta, Y., Fushimi, T., & Tatsumi, I. (2006) The functional unit in phonological encoding: Evidence for moraic representation in native Japanese speakers. Journal of Experimental Psychology: Learning, Memory, and Cognition, 32, 1102-1119.

Langevin, M. & Kully, D. (2003) Evidence-based treatment of stuttering: Ⅲ. Evidence-based practice in a clinical setting. Journal of Fluency Disorders, 28,

219-236.

Levelt, W. J. M. (1989) Speaking: From intention to articulation. MIT Press, Cambridge, Massachusetts.

Levelt, W. J. M., Roelofs, A., & Meyer, A. S. (1999) A theory of lexical access in speech production. Behavioral and Brain Science, 22, 1-75.

前新直志・磯野信策・寺尾恵美子 (2002) 幼児期から学齢期にかけての吃音指導の一例—間接法中心から直接法中心への移行に伴う母子の心理的変化—. 特殊教育学研究, 39, 33-45.

Matsumoto-Shimamori, S. & Ito, T. (2013) Effect of word accent on the difficulty of transition from core vowels in first syllables to the following segments in Japanese children who stutter. Clinical Linguistics & Phonetics, 27, 697-704.

松本（島守）幸代・伊藤友彦 (2013) 語の長さは吃音頻度に影響を与えるか？—核母音からの移行に視点を当てた検討—. 特殊教育学研究, 51, 31-39.

Matsumoto-Shimamori, S., Ito, T., Fukuda, S. E., & Fukuda, S. (2011) The transition from the core vowels to the following segments in Japanese children who stutter: The second, third and fourth syllables. Clinical Linguistics & Phonetics, 25, 804-813.

Melnick, K. S., Conture, E. G., & Ohde, R. N. (2003) Phonological priming in picture naming of young children who stutter. Journal of Speech, Language, and Hearing Research, 46, 1428-1443.

森 浩一・蔡 暢・岡崎俊太郎・岡田美苗 (2013) カタカナ単語読み上げの神経機構と発達性吃音成人の脳活動パタンの特徴. Journal of the Phonetic Society of Japan, 17, 29-44.

森山晴之 (1979) 吃音入門. 笹沼澄子（編），シリーズことばの障害第3巻：ことばの遅れとその治療. 大修館書店, 195-243.

大橋佳子 (1984) 吃音児の自由会話における吃音の一貫性とその音声学的特徴. 音声言語医学, 25, 209-223.

大橋佳子(2008)日本の吃音治療の現状—直面する課題と未来への展望—．コミュニケーション障害学, 25, 111-120.

Onslow, M. (2003) Evidence-based treatment of stuttering: Ⅳ. Empowerment through evidence-based treatment practices. Journal of Fluency Disorders, 28, 237-245.

太田 聡(1998)音韻過程と韻律構造の諸相．中右実(編)，音韻構造とアクセント．研究社, 109-224.

Postma, A. & Kolk, H. (1993) The covert repair hypothesis: Prearticulatory repair processes in normal and stuttered disfluencies. Journal of speech and Hearing Research, 36, 472-487.

Prins, D. & Ingham, R. J. (2009) Evidence-based treatment and stuttering: Historical perspective. Journal of Speech, Language, and Hearing Research, 52, 254-263.

Ryan, B. P. (1984) Treatment of stuttering in school children. In W. H. Perkins (Ed.), Stuttering Disorders. Thieme-Stratton, New York, 95-106.

酒井奈緒美(2008)日常生活場面における耳掛け型装置の訓練効果—成人吃音者を対象に—．コミュニケーション障害学, 25, 147-155.

酒井奈緒美・森 浩一・小澤恵美・餅田亜希子(2006)耳掛け型メトロノームを用いた吃音訓練—成人吃音者対象に—．音声言語医学, 47, 16-24.

Salmelin, R., Schnitzler, A., Schmitz, F., & Freund, H. J. (2000) Single word reading in developmental stutterers and fluent speakers. Brain, 123, 1184-1202.

Saltuklaroglu, T., Kalinowski, J., Robbins, M., Crawcour, S., & Bowers, A. (2009) Comparisons of stuttering frequency during and after speech initiation in unaltered feedback, altered auditory feedback and choral speech conditions. International Journal of Language & Communication Disorders, 44, 1000-1007.

三盃亜美・宇野 彰・春原則子・金子真人・粟屋徳子・Wydell, T. N.・狐塚順子・後藤多可志・蔦森英史(2011)単語長が仮名実在語と仮名非語の音読に及ぼす影響—小学5・6年生の典型発達児と発達性読み書き障害児を対象として—．音声言語医学,

52, 26-31.

Sander, E. K. (1961) Reliability of the Iowa Speech Disfluency Test. Journal of Speech and Hearing Disorders, Monograph Supplement, 7, 21-30.

Sasisekaran, J. & Byrd, C. (2013) Nonword repetition and phoneme elision skills in school-age children who do and do not stutter. International Journal of Language & Communication Disorders, 48, 625-639.

Sasisekaran, J. & De Nil, L. F. (2006) Phoneme monitoring in silent naming and perception in adults who stutter. Journal of Fluency Disorders, 31, 284-302.

Sasisekaran, J., De Nil, L. F., Smyth, R., & Johnson, C. (2006) Phonological encoding in the silent speech of persons who stutter. Journal of Fluency Disorders, 31, 1-21.

佐藤　裕・森　浩一・小泉敏三・皆川泰代・田中章浩・小澤恵美（2004）吃音者の聴覚言語処理における左右聴覚野の優位性―近赤外分光法脳オキシメータによる検討―．音声言語医学，45, 181-186.

佐藤　裕・森　浩一・小泉敏三・皆川泰代・田中章浩・小澤恵美・若葉陽子（2006）吃音児の音声言語に対する左右聴覚野の優位性―近赤外分光法脳オキシメータによる検討―．音声言語医学，47, 384-389.

Seery, C. H., Watkins, R. V., Mangelsdorf, S. C., & Shigeto, A. (2007) Subtyping stuttering Ⅱ: Contributions from language and temperament. Journal of Fluency Disorders, 32, 197-217.

Selkirk, E. O. (1982) The syllable. In H. van der Hulst & N. Smith (Eds.), The structure of phonological representations (part Ⅱ), Foris, Dordrecht, 337-384.

Shimamori, S. & Ito, T. (2006) Initial syllable weight and frequency of stuttering in Japanese children. Japanese Journal of Special Education, 43, 519-527.

Shimamori, S. & Ito, T. (2007) Syllable weight and phonological encoding in Japanese children who stutter. Japanese Journal of Special Education, 44, 451-462.

Shimamori, S. & Ito, T. (2008) Syllable weight and frequency of stuttering: Comparison between children who stutter with and without a family history of stuttering.

Japanese Journal of Special Education, 45, 437-445.

島守幸代・伊藤友彦 (2009) 単音節産出課題における軽音節と重音節の吃音頻度の比較—音声移行の視点から—. 音声言語医学, 50, 116-122.

島守幸代・伊藤友彦 (2010a) 核母音から後続する分節素への移行が吃音頻度に与える影響—2音節目に視点を当てた検討—. 音声言語医学, 51, 32-37.

島守幸代・伊藤友彦 (2010b) 日本語の頭子音から核母音への移行は吃音頻度に影響を与えるか？. 特殊教育学研究, 48, 23-29.

島守幸代・伊藤友彦 (2010c) 言語処理に視点を当てた最近の吃音研究と臨床への応用可能性. 東京学芸大学紀要総合教育科学系Ⅰ, 61, 221-229.

Silverman, F. H. & Williams, D. E. (1967) Loci of disfluencies in the speech of stutterers. Perceptual and Motor Skills, 24, 1085-1086.

髙橋三郎・伊藤友彦 (2009) 幼児における単語産出と音声移行—呼称における反応潜時を手掛かりとして—. 音声言語医学, 50, 262-264.

Taylor, I. K. (1966) The properties of stuttered words. Journal of Verbal Learning and Verbal Behavior, 5, 112-118.

氏平 明 (1997) 吃音の生起位置について. 龍谷大学国際センター研究年報, 6, 1-12.

氏平 明 (2000) 発話の非流暢性に関する言語学的・音声学的研究. 博士（文学）論文. 大阪大学.

Ujihira, A. & Kubozono, H. (1994) A phonetic and phonological analysis of stuttering in Japanese. Proceedings of ICSLP 94, 3, 1195-1198.

Verdonschot, R. G., Kiyama, S., Tamaoka, K., Kinoshita, S., Heij, W. L., & Schiller, N. O. (2011) The functional unit of Japanese word naming: Evidence from masked priming. Journal of Experimental Psychology: Learning, Memory, and Cognition, 37, 1458-1473.

渡邉正基・前新直志・磯野信策 (2004) 音読時の吃音が顕著な学童女児の指導—間接的指導を取り入れて直接的指導を重要視した事例—. 新潟医療福祉学会誌, 4, 48-56.

Williams, D. E., Silverman, F. H., & Kools, J. A. (1969) Disfluency behavior of elementary school stutterers and nonstutterers: Loci of instances of disfluency. Journal of Speech and Hearing Research, 12, 308-318.

Wingate, M. E. (1988) The structure of stuttering: A psycholinguistic analysis. Springer-Verlag, New York.

Wingate, M. E. (2002) Foundation of stuttering. Academic Press, San Diego.

Yairi, E. (2007) Subtyping stuttering Ⅰ: A review. Journal of Fluency Disorders, 32, 165-196.

Yairi, E. & Ambrose, N. (2005) Early childhood stuttering. Pro-Ed, Austin, Texas.

初 出 一 覧

第2章
島守（著者松本の旧姓）幸代・伊藤友彦（2010）日本語の頭子音から核母音への移行は吃音頻度に影響を与えるか？．特殊教育学研究，48, 23-29.

第3章第1節
島守幸代・伊藤友彦（2009）単音節産出課題における軽音節と重音節の吃音頻度の比較―音声移行の視点から―．音声言語医学，50, 116-122.

第3章第2節
Shimamori, S. & Ito, T. (2007) Syllable weight and phonological encoding in Japanese children who stutter. Japanese Journal of Special Education, 44, 451-462.

第3章第3節
Shimamori, S. & Ito, T. (2008) Syllable weight and frequency of stuttering: Comparison between children who stutter with and without a family history of stuttering. Japanese Journal of Special Education, 45, 437-445.

第4章第1節
島守幸代・伊藤友彦（2010）核母音から後続する分節素への移行が吃音頻度に与える影響―2音節目に視点を当てた検討―．音声言語医学，51, 32-37.

第 4 章第 2 節

Matsumoto-Shimamori, S., Ito, T., Fukuda, S. E., & Fukuda, S. (2011) The transition from the core vowels to the following segments in Japanese children who stutter: The second, third and fourth syllables. Clinical Linguistics & Phonetics, 25, 804–813.

あ と が き

　吃音があり悩んでいる子どもたちが楽に話すことができる要因，特に心理言語学的要因を明らかにしたいということが，この研究を始めた動機でした。本書は，筆者が卒業論文から取り組んできた研究をまとめ，平成22年に東京学芸大学に提出した博士論文に一部加筆・修正を加えたものです。

　研究にあたり，多くの方々のご指導とご尽力を賜りました。伊藤友彦先生（東京学芸大学）には，卒業論文，修士論文，博士論文を通して，主指導教員としてご指導いただき，研究の手法や論文の書き方だけではなく，研究することの楽しさ，研究に誠実に向き合うことの大切さを教えていただきました。先生に出会っていなければ，研究を続けようと思わなかったと思います。心より感謝申し上げます。

　中川辰雄先生（横浜国立大学），大熊徹先生（東京学芸大学）には副指導教員をお引き受けいただき，研究の視点や方法，課題について貴重なご教示をいただきました。深く感謝いたします。大伴潔先生（東京学芸大学），北島善夫先生（千葉大学）には博士論文の審査において多くのご助言をいただきました。厚くお礼申し上げます。小池敏英先生（東京学芸大学），國分充先生（東京学芸大学）からも示唆に富むご助言をいただきました。深く感謝いたします。濱田豊彦先生（東京学芸大学）にはいつも暖かい励ましをいただきました。心から感謝申し上げます。高見健一先生（学習院大学）には日本学術振興会特別研究員の受入研究者をお引き受けいただき，研究を進めるにあたり，有意義なご示唆をいただきました。厚くお礼申し上げます。また，学会や研究会で，多くの先生方から貴重なご意見と暖かい励ましをいただきました。深く感謝いたします。

　本研究では，東京都の小学校22校のことばの教室で調査をさせていただ

くことができました．お忙しいにもかかわらず，いつも暖かく迎えていただきました．皆様のご協力なくして，本論文は完成いたしませんでした．お子さんたち，保護者の皆様，先生方に心から感謝申し上げます．

　高木潤野さん，金銀珠さん，迫野詩乃さんには同時期に伊藤友彦研究室に在籍していた博士課程の先輩，後輩として，多くのご協力や暖かい励ましをいただきました．博士課程の3年間をすばらしい先輩と後輩に囲まれて過ごせたことを幸せに思います．ありがとうございました．同期の大鹿綾さんには学部時代から，研究はもちろんのこと，多くの面で支えていただきました．深く感謝いたします．また，研究室の先輩である東海林栄治さん，後輩である髙橋三郎さん，村尾愛美さんにも，数多くのご協力，励ましをいただきました．ありがとうございました．

　本書の刊行は，独立行政法人日本学術振興会平成27年度科学研究費助成事業（科学研究費補助金）（研究成果公開促進費　課題番号15HP5180）の交付を受け，実現いたしました．なお，本書に収録されている研究の多くがすでに学会の機関誌に公表されたものです．公刊にあたり，日本音声言語医学会，日本特殊教育学会から論文転載の許可を頂いたことに対し，感謝の意を表します．また，本書の刊行をお引き受けくださった風間書房風間敬子氏，編集を担当していただいた同　大高庸平氏に感謝いたします．

　最後に，遠く八戸から，心配し，応援し続けてくれた両親，博士論文執筆中から常に筆者の味方でいてくれた夫に心からお礼申し上げます．

平成 27 年 11 月

松　本　幸　代

著者略歴

松本幸代（まつもと　さちよ）

2005 年	東京学芸大学教育学部障害児教育教員養成課程卒業。
2007 年	東京学芸大学大学院教育学研究科特別支援教育専攻（修士課程）修了。
2010 年	東京学芸大学大学院連合学校教育学研究科学校教育学専攻（博士課程）修了。
現　在	日本学術振興会特別研究員 RPD。教育学博士。
専　攻	言語障害学，心理言語学。

主な論文

The transition from the core vowels to the following segments in Japanese children who stutter: The second, third and fourth syllables（Clinical Linguistics & Phonetics, 2011）.

Effect of word accent on the difficulty of transition from core vowels in first syllables to the following segments in Japanese children who stutter（Clinical Linguistics & Phonetics, 2013）.

吃音の生起に関わる心理言語学的要因に関する研究
――音韻的側面を中心に――

2016 年 1 月 31 日　初版第 1 刷発行

著　者　　松　本　幸　代
発行者　　風　間　敬　子
発行所　　株式会社　風　間　書　房
〒 101-0051　東京都千代田区神田神保町 1-34
電話 03（3291）5729　FAX 03（3291）5757
振替 00110-5-1853

印刷　藤原印刷　　製本　井上製本所

©2016　Sachiyo Matsumoto　　　　NDC 分類：378
ISBN978-4-7599-2104-5　　Printed in Japan

JCOPY〈（社）出版者著作権管理機構　委託出版物〉

本書の無断複製は，著作権法上での例外を除き禁じられています。複製される場合はそのつど事前に（社）出版者著作権管理機構（電話 03-3513-6969，FAX 03-3513-6979，e-mail: info@jcopy.or.jp）の許諾を得て下さい。